PROF. A. BERG | A. STENSITZKY | PROF. D. KÖNIG

Cholesterin senken

mit Wirkstoffen aus der Natur

THEORIE

Ein Wort zuvor 5

ZU HOHE WERTE UND DIE FOLGEN . . 7

Cholesterin – die Grundlagen
besser verstehen 8
Ein wichtiges Lipid 9
LDL – zunächst weder gut
noch schlecht 12
Unerkanntes Risiko 13

So funktioniert der
Cholesterinstoffwechsel 14
Cholesterinlieferant Nahrung 15
Die Biosynthese von Cholesterin 15
Das Cholesterinrecycling. 16
Störungen des Fettstoffwechsels 17
Medikamentöse Hilfe. 18

Arterien in Gefahr 20
Versorgungsnetzwerk Arterien 21
Arteriosklerose: Es wird eng 22
Schwerwiegende Folgen. 23

Cholesterinsenker:
Ernährung und Bewegung 26
Drei entscheidende Wirkprinzipien 27
Gesundheit auf dem Teller 28
Gute Fette, schlechte Fette. 28
Gezielter – und gesünder essen 31
Zu viele Pfunde 32
BMI und Bauchumfang. 33
Training: für gute Werte und mehr. 34

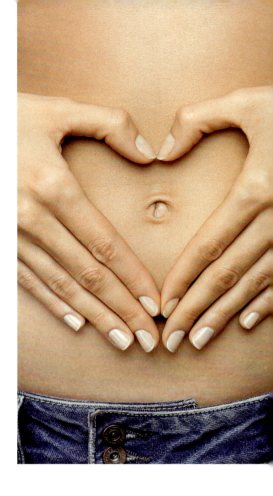

PRAXIS

AB JETZT GESÜNDER LEBEN! 39

Die Cholesterinwerte aktiv senken 40
Das Ziel: 5 kg, 5 cm, 30 min, 30 g 41
Lebensmittel als »Cholesterinkiller« 43
Lebensmittel und Wirkstoffe mit
ungesichertem Effekt 51
Lebensmittel und Stoffe
mit unwirksamem Ansatz 56

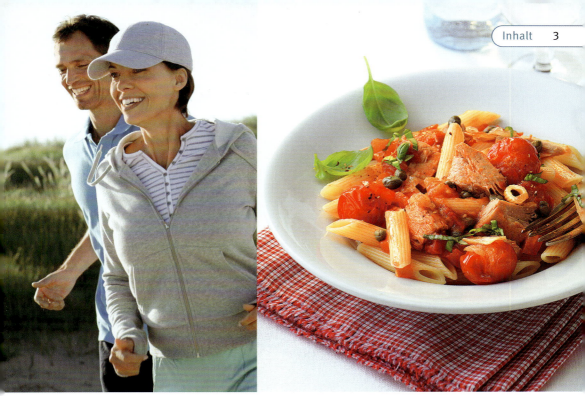

Inhalt

REZEPTE FÜR JEDEN GESCHMACK .. 61

**Cholesterinclever kochen
und genießen** 62
Auf Genuss nicht verzichten 63
Fettbewusste Küche – so geht's 63
Mehr als gedacht 65
Ernährung »light« gemacht 67
Kombinieren Sie! 67
Know-how für Ihre
Küchenpraxis 69
**Leckere Rezepte für
die fettleichte Küche** 70
Frühstück 70
Suppen 72
Vorspeisen und Salate 75

Kleine Gerichte und Snacks 80
Pasta und Pizza 89
Fleisch- und Geflügelgerichte 93
Aus dem Meer 98
Vegetarische Gerichte 102
Desserts und Gebäck 109

SERVICE

Glossar 118
Bücher, die weiterhelfen 122
Adressen, die weiterhelfen 123
Sachregister 124
Rezeptregister 126
Impressum 127

DIE AUTOREN

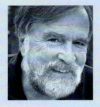

Prof. Dr. Aloys Berg ist Facharzt für Laboratoriumsmedizin sowie für Physikalische und Rehabilitative Medizin mit Zusatzspezifikationen unter anderem im Bereich Ernährungsmedizin und Präventivmedizin. Er leitet den Arbeitsbereich Sporternährung am Institut für Sport und Sportwissenschaft der Medizinischen Universität Freiburg. Zusätzlich ist er am Institut für Präventive Medizin (IPM) Freiburg zum Schwerpunkt Lebensstilmanagement tätig.

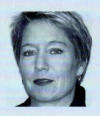

Andrea Stensitzky-Thielemans ist Diätassistentin und Ernährungsberaterin der Deutschen Gesellschaft für Ernährung (EB/DGE) e. V. Sie arbeitet unter anderem als Ernährungsberaterin am Institut für Sport und Sportwissenschaft IFSS an der Universität Freiburg sowie am Institut für Präventive Medizin (IPM) Freiburg.

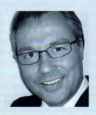

Prof. Dr. Daniel König ist Facharzt für Innere Medizin, Kardiologie, Endokrinologie und Diabetologie, Sportmedizin, Ernährungsmedizin und Lipidologie. Er arbeitet als Leiter des Arbeitsbereiches Rehabilitation und Prävention an der Medizinischen Universitätsklinik Freiburg, Abteilung Rehabilitative und Präventive Sportmedizin.

EIN WORT ZUVOR

»Vorsicht vor Cholesterin!« oder »Cholesterin: eine Gefahr für den Körper!« Seit einigen Jahren sorgt diese Substanz immer wieder für fette Schlagzeilen. Doch Cholesterin ist nicht gleich Cholesterin. Es wird in »gutes«, so genanntes HDL- und »schlechtes« LDL-Cholesterin unterschieden. Letzteres gilt als schlecht, weil es überflüssiges Cholesterin zum Gewebe transportiert und Ablagerungen in den Gefäßen fördert. Damit trägt es zur Arterienverkalkung bei, einer der Hauptursachen für lebensgefährliche Herz-Kreislauf-Erkrankungen. HDL-Cholesterin hingegen transportiert überschüssiges Cholesterin aus dem Blut ab. Deshalb sollte nur der LDL-Wert niedrig, der Wert des »guten« HDLs jedoch hoch sein. Zur Senkung des Cholesterinspiegels im Blut gibt es inzwischen zahlreiche wirksame Medikamente. Es werden aber ebenso Mineraldrinks, Vitalpilze und vieles andere mehr propagiert – nicht immer mit wissenschaftlich gesicherter Wirkung. Sicher hingegen ist, dass Sie auch ohne Medikamente oder zusätzlich zu entsprechenden Präparaten Ihre Cholesterinwerte positiv beeinflussen können. So minimieren Sie Ihr Risiko für Fettstoffwechselstörungen und Herz-Kreislauf-Erkrankungen.

Was aber hilft genau, den Cholesterinspiegel dauerhaft auf ein gesundes Maß zu senken? Und was ist zweifelhaft oder gar unwirksam? Dieser Ratgeber gibt Ihnen auf diese und viele weitere Fragen Antworten. Vor allem aber bietet er Ihnen die Möglichkeit, mit Ihrer Ernährung ganz gezielt Einfluss auf Ihre Blutfettwerte zu nehmen. Mit diesem Wissen wird es Ihnen leicht(er) fallen, sich für ein cholesteringesundes Leben zu entscheiden. Wir wünschen Ihnen eine anregende und interessante Lektüre.

Prof. Dr. Aloys Berg
Andrea Stensitzky-Thielemans
Prof. Dr. Daniel König

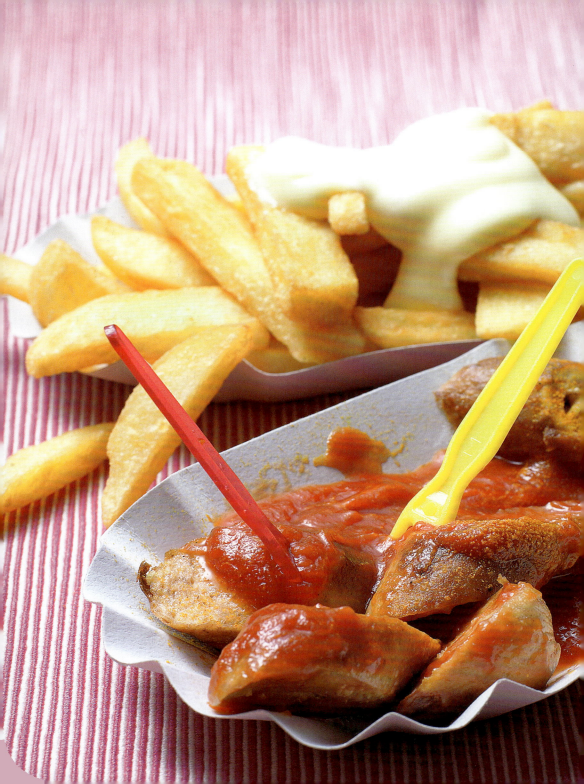

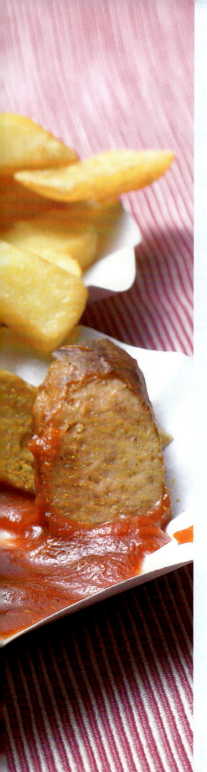

ZU HOHE WERTE UND DIE FOLGEN

Zwar braucht unser Körper Cholesterin und stellt es auch selbst her. Doch sind die Blutfettwerte auf Dauer erhöht, gefährdet das die Gesundheit. Hier finden Sie alles über mögliche Ursachen und Risiken.

||||	Cholesterin – die Grundlagen besser verstehen	8
||||	So funktioniert der Cholesterinstoffwechsel	14
||||	Arterien in Gefahr	20
||||	Cholesterinsenker: Ernährung und Bewegung	26

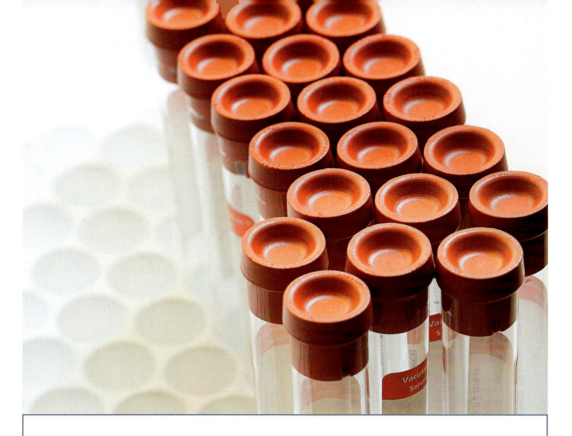

Cholesterin – die Grundlagen besser verstehen

Ohne Cholesterin geht es nicht! Der berühmt-berüchtigte Stoff ist für den Körper lebensnotwendig, dennoch steht er nicht gerade in bestem Ruf. Teils zu Unrecht, denn Cholesterin, ein Hauptbestandteil des Fettstoffwechsels, ist eine lebenswichtige Substanz und keineswegs gleichbedeutend mit Herzinfarkt. Der Fettstoff erfüllt viele wichtige Aufgaben im Körper. Er braucht es besonders für den Aufbau stabiler Zellwände, für die Isolierschicht der Nervenzellen und die Herstellung verdauungsfördernder Gallensäure.

Aber auch für die Synthese von Vitamin D (und damit gesunde Knochen), für die Herstellung von Geschlechtshormonen wie Östrogen oder Testosteron sowie als Vorstufe wichtiger Botenstoffe wie Kortisol ist Cholesterin unerlässlich.

Ein wichtiges Lipid

Cholesterin gehört zu den Lipiden. Es kommt in fast allen Geweben des Körpers sowie in Nahrungsmitteln tierischen Ursprungs vor. Ein gesunder Organismus reguliert seinen Bedarf an dem Fettstoff in eigener Regie: Er drosselt die Eigenproduktion von Cholesterin, wenn wir sie reichlich mit der Nahrung aufnehmen, und kurbelt umgekehrt die Cholesterinproduktion an, wenn unsere Speisen zu wenig von dem Fettstoff liefern.

Leider funktioniert das körpereigene Cholesterinmanagement nicht immer problemlos – verschiedene Störungen des Fettstoffwechsels können die natürlichen Regulationsmechanismen behindern und zu einer dauerhaften Cholesterinerhöhung führen (Hypercholesterinämie). Eine gezielte Therapie ist dann unumgänglich. Denn zu hoch sind die Risiken, die diese Stoffwechselkrankheit mit sich bringt; zählt doch die Hypercholesterinämie zu den wichtigsten Risikofaktoren für die Entstehung einer Gefäßverkalkung (Arteriosklerose). Die gefährlichen Ablagerungen in den Blutgefäßen begünstigen insbesondere koronare – die Herzkranzgefäße betreffende – Erkrankungen.

Das Lipidprofil: Diese Lipide sind entscheidend

Viele Jahre wurde in der medizinischen Fachwelt diskutiert, ob ein erhöhter Cholesterinspiegel tatsächlich krank macht. Heute ist dies wissenschaftlich unumstritten: Erhöhte Cholesterinwerte im Blut führen zur gefürchteten Arteriosklerose und deren gesundheitlichen Folgeschäden. Es ist deshalb unerlässlich, zu hohe Cholesterinwerte zu vermeiden beziehungsweise diese zu senken.

WAS GENAU IST CHOLESTERIN?

Bei Cholesterin handelt es sich um ein sogenanntes Lipid. Unter diesem Begriff fasst die Medizin wasserunlösliche Naturstoffe wie beispielsweise Fette zusammen.

Der menschliche Körper enthält rund 140 Gramm Cholesterin. Der größte Anteil davon, nämlich 95 Prozent, befindet sich wegen dessen Wasserunlöslichkeit in den Körperzellen. Im Blut ist das Cholesterin an Eiweißstoffe, die Lipoproteine, gebunden, die es über die Blutgefäße zu den Körpergeweben transportieren.

Bei der Entstehung der Arteriosklerose spielt das LDL-Cholesterin, eine Unterart, eine Schlüsselrolle: Schon in frühen Stadien der Gefäßerkrankung lassen sich nämlich LDL-Ablagerungen, sogenannte Plaques, in den Arterienwänden nachweisen, die zu einer Entzündungsreaktion und schließlich zu einer Verdickung, Verkalkung und Verengung der Gefäßinnenwände führen.

Um die Mechanismen des Fettstoffwechsels und seine Störungen zu verstehen, muss man die verschiedenen im Blut zirkulierenden Fette und Cholesterinanteile kennen:

> **Gesamtcholesterin:** vereinfacht Cholesterin genannt. Hiermit bezeichnet der Arzt die Summe des in allen Transportpartikeln (Lipoproteinen) enthaltenen Blutcholesterins.
> **HDL-Cholesterin:** Cholesterin, das im HDL (High-density-Lipoprotein = Lipoprotein mit hoher Dichte) enthalten ist.
> **LDL-Cholesterin:** Cholesterin, das im LDL (Low-density Lipoprotein = Lipoprotein mit niedriger Dichte) enthalten ist.
> **VLDL-Cholesterin:** Cholesterin, das im VLDL (Very-low-density-Lipoprotein = Lipoprotein mit sehr niedriger Dichte) enthalten ist.

Hinter den Kürzeln HDL, LDL und VLDL stecken also verschiedene Arten von Lipoproteinen: Eiweiß-Fett-Partikel, die dem Transport des Cholesterins sowie der Triglyzeride dienen. Diese Fette sind von Natur aus nämlich nicht wasserlöslich und können nur in wasserlösliche Transporteiweiße »verpackt« mit dem Blutstrom zu den Körpergeweben gelangen. Neben den bisher genannten Lipoproteinen, gibt es zudem noch Chylomikronen: Transportpartikel, welche die im Darm aufgenommenen Fette zu ihrem Bestimmungsort bringen.

Die Aufgaben der Lipoproteine

Was aber hat es mit den verschiedenen Lipoproteinen auf sich? Ein Blick auf die »Route« der Nahrungsfette vom Teller bis in den Orga-

TRIGLYZERIDE

Mit der täglichen Nahrung nehmen Sie zwei Fettarten auf: Cholesterin und Triglyzeride. Letztere, die auch Neutralfette heißen, stecken – ebenso wie Cholesterin – sowohl in sichtbarem Fett, etwa in Fleisch, als auch in versteckten Fetten in Käse, Sahne, Butter und Speiseölen, die gesättigte Fettsäuren enthalten. Triglyzeride gehören zu den Speicherfetten, die der Körper einlagert. Bei der Untersuchung der Blutfettwerte werden auch die Triglyzeride gemessen. Erhöhte Werte weisen auf eine Fettstoffwechselstörung hin.

Cholesterin – die Grundlagen besser verstehen   11

nismus gibt darüber Aufschluss: Wenn Sie zum Beispiel ein Butterbrot mit Wurst oder Käse verzehren, werden das darin enthaltene Cholesterin sowie die Triglyzeride zunächst mithilfe von Gallensäuren emulgiert (in feinste Tröpfchen zerlegt) und dann von der Schleimhaut des Dünndarms aufgenommen. Damit die wasserunlöslichen Fettpartikel (Lipide) im Blut transportierbar sind, bindet der Körper sie an Transportpartikel (Eiweiße – Proteine). In Form von Fettpartikeln, den Chylomikronen (CM), gelangen sie dann über das Blut und die Lymphgefäße zur Leber. Unterwegs wird ein Großteil der in die Chylomikronen verpackten Triglyzeride zur Muskulatur transportiert, dort »abgeladen« und in den Muskelzellen zur Energiegewinnung verbrannt. Nicht benötigtes Neutralfett wird im Fettgewebe deponiert, wo es dem Körper als Energiereserve für schlechte Zeiten dienen soll – leider aber auch für die ungeliebten Hüftröllchen sorgt.

Die Reste der nun vermehrt cholesterinhaltigen Chylomikronen nimmt schließlich die Leber auf und verarbeitet sie. Die noch übrigen Triglyzeride, aber auch Cholesterin und körpereigene Fette werden dabei auf VLDL-Partikel umgeladen. In diesen Lipoproteinen sehr geringer Dichte steckt jetzt neben den Triglyzeriden auch noch Cholesterin. Wie bereits die Chylomikronen befördert das VLDL diese Fette zu den Muskelzellen und zum Fettgewebe. Aus den VLDL-Partikeln entstehen dabei schließlich kleinere und

WUSSTEN SIE …

… dass der Körper eines gesunden Menschen rund zwei Drittel des Cholesterins in der Leber selbst bildet und nur ein Drittel mit der Nahrung zugeführt wird? Wer mehr Cholesterin als benötigt aufnimmt, der riskiert einen erhöhten Cholesterinspiegel im Blut mit all seinen Folgen.

GU-ERFOLGSTIPP   TRINKEN SIE WENIG(ER) ALKOHOL

Regelmäßiger Alkoholkonsum schädigt nicht nur die Leber und andere Organe wie Magen und Bauchspeicheldrüse, sondern wirkt sich auch auf die Höhe der Triglyzeride aus. Denn Alkohol fördert deren Produktion in der Leber. Deshalb sollten Sie als Frau nicht mehr als 20 Gramm reinen Alkohol, als Mann nicht mehr als 30 Gramm pro Tag konsumieren. 20 Gramm reiner Alkohol sind beispielsweise in 0,5 Liter Bier sowie 0,2 Liter Wein oder Sekt enthalten. Und auch Zucker lässt die Triglyzeridwerte steigen. Deshalb gilt hier ebenfalls: Weniger ist mehr.

an Neutralfetten arme Partikel, die sogenannten Low-Density-Lipoproteine. Sie haben einen hohen Cholesterinanteil, das entsprechend LDL-Cholesterin genannt wird. Die Hauptaufgabe des so transportierten LDL-Cholesterins ist die Versorgung der Peripherie des Körpers mit Cholesterin.

LDL – zunächst weder gut noch schlecht

Die meisten Menschen kennen LDL-Cholesterin als das »schlechte« oder gar »böse« Cholesterin. Doch diese Cholesterinart ist zunächst keineswegs gefährlich oder krank machend, sondern als Baustofflieferant für die Körperzellen sogar lebenswichtig.

Vom Organismus nicht genützter LDL-Cholesterin-Überschuss wird normalerweise zur Leber zurücktransportiert und dort entsorgt. Zum »schlechten« Cholesterin wird das LDL erst dann, wenn es in so großen Mengen vorhanden ist, dass die Leber es nicht mehr schafft, das Lipid vollständig zu entfernen. Nun kann passieren, was dem LDL sein negatives Image verschafft: Anhaltender LDL-Überschuss im Blut lagert sich als Plaques in den Wänden der Blutgefäße ab und richtet hier zuweilen gewaltige Schäden an. Vereinfacht gesagt gilt also: Je mehr LDL-Cholesterin im Blut vorhanden ist, desto mehr Cholesterin kann sich auch in den Arterien ablagern. Die Menge des im Blut nachweisbaren LDL-Cholesterins ist daher ein überaus wichtiger Indikator für das Risiko, an einer Arteriosklerose zu erkranken. Dieser Tatsache verdankt das LDL sein Etikett »schlechtes« Cholesterin.

Doch es hat einen Gegenspieler: Das »gute« HDL-Cholesterin, das in den High-density-Lipoproteinen transportiert wird. »Gut« an den HDL-Partikeln ist, dass sie Cholesterin im Körper aufnehmen und sogar aus den Plaques der Arterienwände herauslösen können, um es zur »Entsorgungsstation« Leber zurückzutransportieren. Deshalb ist ein hoher HDL-

Normale Blutfettwerte	
Geamtcholesterin	• unter 200 mg/dl
LDL-Cholesterin	• unter 160 mg/dl
HDL-Cholesterin	• bei Männern: über 40 mg/dl • bei Frauen: über 50 mg/dl
Triglyzeride	• unter 200 mg/dl • bei Übergewicht, Metabolischem Syndrom und Diabetes mellitus Typ 2: unter 150 mg/dl

Cholesterinspiegel im Blut – im Gegensatz zu hohen LDL-Werten – vorteilhaft für einen ausgeglichenen Cholesterinstoffwechsel – und er gilt als Schutz vor Arteriosklerose.

Das Verhältnis ist entscheidend

Die unzureichende Aussagekraft des Gesamtcholesterinwerts im Blut wird nun deutlich: Da sich dieses aus »gutem« HDL und »schlechtem« LDL zusammensetzt, macht es wenig Sinn, das Gesamtcholesterin allein zu betrachten. Denn erst das Verhältnis von HDL und LDL-Cholesterin gibt tatsächlich Auskunft über das Arterioskleroserisiko eines Menschen: So kann, wer einen hohen Anteil an HDL-Cholesterin hat, durchaus einen hohen Gesamtcholesterinwert aufweisen, ohne dass sich daraus ein erhöhtes Risiko für eine Arteriosklerose ergibt. Optimal ist allerdings, wenn der Wert von LDL zu HDL im Verhältnis unter drei liegt. Wichtig ist außerdem, dass auch die Triglyzeride im Normbereich liegen, will man die Gefahr einer Gefäßverkalkung vermeiden oder reduzieren.

HORMONGESCHÜTZT
Frauen haben durch ihre weiblichen Geschlechtshormone in der Regel einen hohen HDL-Wert, der ihre Gefäße schützt. Mit Einsetzen der Menopause sinkt dieser Spiegel jedoch, und ihr Risiko für eine Arteriosklerose und damit eine Herz-Kreislauf-Erkrankung nimmt zu.

Unerkanntes Risiko

Das Tückische an erhöhten Blutfettwerten ist, dass sie lange Zeit ohne Folgen bleiben und keinerlei Beschwerden bereiten. Kommen noch Übergewicht, Bluthochdruck und Zuckerkrankheit (Diabetes mellitus) hinzu, steigt die Gefahr, an einer Arteriosklerose zu erkranken, erheblich. Für die westliche Welt typischer Bewegungsmangel und anhaltender Stress, aber auch Rauchen sind weitere Faktoren, die, was eine mögliche Gefäßerkrankung anbelangt, zu Buche schlagen. Deshalb ist es so wichtig, regelmäßig seine Blutfettwerte vom Arzt kontrollieren zu lassen – besonders dann, wenn in der Familie (bei Mutter oder Vater) eine Fettstoffwechselstörung bekannt ist. Eventuell kommt man auch nicht umhin, sich von lieb gewonnenen Lebens- und Ernährungsgewohnheiten zu verabschieden.

Wichtiges zur Arteriosklerose lesen Sie in dem Kapitel »Arterien in Gefahr«, ab Seite 20. Zum Thema Kurskorrektur in puncto Lebensführung finden Sie ab Seite 26 viel Wissenswertes.

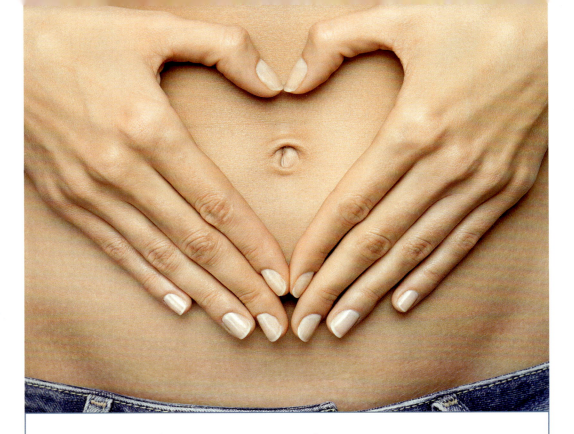

So funktioniert der Cholesterinstoffwechsel

Der Stoffwechsel des Cholesterins spielt sich im Wesentlichen auf drei Ebenen ab, die ineinandergreifen und eine Art Regelkreis bilden. Das Wichtige dabei: Auf allen drei Ebenen können Sie den Cholesterinstoffwechsel beeinflussen und effektiv zu einer gesünderen Bilanz im Blut beitragen, indem Sie fettreiche Lebensmittel reduzieren und gesunde Fette wie etwa einfach ungesättigte Fettsäuren wählen. Aber auch regelmäßige sportliche Aktivität hilft, den Cholesterinspiegel auf Dauer zu senken.

Die Höhe des Cholesterinspiegels und auch die Möglichkeit, Einfluss auf ihn zu nehmen, wird über folgende Mechanismen reguliert:

> die Aufnahme tierischer Lebensmittel,
> die körpereigene Cholesterinproduktion,
> den Leber-Darm-Kreislauf.

Cholesterinlieferant Nahrung

Das Cholesterin im Körper stammt nur zu etwa einem Drittel aus der Nahrung – und das auch nur dann, sofern diese tierischen Ursprungs ist, denn pflanzliche Lebensmittel können kein Cholesterin herstellen. Ein Steak mit Bratkartoffeln, ein Stück Sahnetorte oder auch Spargel »nur« mit zerlassener Butter – Speisen wie diese enthalten aufgrund ihrer tierischen Zutaten Cholesterin.

Die Resorption, also die Aufnahme des Fettstoffs aus dem, was Sie essen, liegt bei 100 bis 300 Milligramm pro Tag und kann auf maximal 500 Milligramm gesteigert werden. Das entspricht 30 bis 60 Prozent des in der Nahrung enthaltenen Cholesterins. Schauplatz dieses »Aufnahmeverfahrens« ist die Schleimhaut des Dünndarms, wo Cholesterin und andere Nahrungsfette mittels Gallensäure emulgiert werden. Das heißt, die Gallensäure zerlegt die wasserunlöslichen Fette in mikrofeine Tröpfchen. Die so entstandene Emulsion ermöglicht deren weitere Verarbeitung durch Enzyme zur Aufnahme der Fette in die Schleimhaut des Dünndarms. Dort werden sie dann von den Chylomikronen (CM, siehe Seite 11) als Fettstofffracht zur Leber transportiert.

Die Biosynthese von Cholesterin

Der Organismus eines Erwachsenen stellt täglich 0,5 bis 1 Gramm Cholesterin eigenständig her. Zwar kann diese Biosynthese grundsätzlich in jeder Körperzelle stattfinden, doch spielt sie sich hauptsächlich in der Darmschleimhaut und vor allem in der Leber ab. Die Stoffwechselzentrale des Körpers produziert

»CHOLESTERINZENTRALE« LEBER

Die Eigensynthese des Cholesterins findet besonders in der Leber statt. Zum einen nimmt die Leber überschüssiges Cholesterin aus dem Blut auf. Sie ist dabei der Ort, an dem sich das Nahrungscholesterin und das vom Körper hergestellte Cholesterin mischen. Zudem ist sie der größte Cholesterinspeicher, der sich nur vorübergehend verkleinert, und zwar dann, wenn Cholesterin zur Herstellung von Gallensäure benötigt wird. Ein großer Teil der Gallensäure gelangt nach der Verdauung wieder in die Leber zurück. Nur ungefähr 10 Prozent davon werden ausgeschieden.

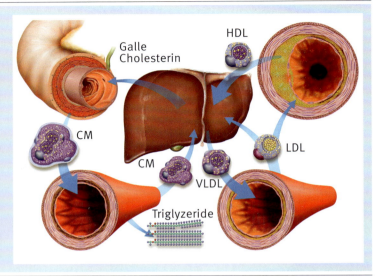

CHOLESTERINKREISLAUF
Schematische Darstellung des Cholesterinstoffwechsels und seiner Transportpartikel. Im Mittelpunkt stehen hier Leber und Darm, welche die Transportpartikel für das Cholesterin produzieren. Von hier aus gelangen sie über das Blut zum Fettgewebe, zur Muskultur und anderen Körperzellen.

das meiste Cholesterin. Ehe sie den Fettstoff »ausliefert«, unterzieht sie ihn einer sogenannten Biotransformation, um ihn wasserlöslich und somit transportfähig zu machen: Das Cholesterin wird in Lipoproteine (Eiweißhüllen) verpackt und diese Fett-Eiweiß-Päckchen werden dann in den Blutkreislauf verschickt. Hier sind sie zuerst als VLDL-Partikel unterwegs, nach einiger Zeit aber wandeln sie sich zu kleineren LDL-Partikeln, welche das Cholesterin unter anderem als Zellbaustein und zur Herstellung einiger Hormone an die Körperzellen abliefert. Nicht verwertete LDL-Partikel werden schließlich wieder über die Leber entsorgt und abgebaut.

Das Cholesterinrecycling

Der Cholesterinstoffwechsel folgt dem enterohepathischen Kreislauf, auch Leber-Darm-Kreislauf genannt. Mit diesem Begriff bezeichnen Mediziner die Zirkulation von Körpersubstanzen von der Leber über die Gallenblase zum Darm und wieder zurück zur Leber – ein Zyklus, der sich je nach aufgenommenen Substanzen viele Male am Tag wiederholen kann.

So funktioniert der Cholesterinstoffwechsel

Auch der Cholesterinregelkreis zwischen Dünndarm und Leber stellt einen solchen Kreislauf dar: Die in der Leber aus dem Cholesterin gebildete Gallensäure wird an den Darm abgegeben. Dort ist sie wiederum an der Aufnahme von Nahrungsfetten wie Cholesterin beteiligt, indem sie diese emulgiert, sodass Enzyme sie aufspalten und die Darmschleimhaut sie aufnehmen kann. Das von der Leber an Gallensäuren gebundene und zum Darm geleitete Cholesterin wird hier also wiederverwertet und gelangt erneut über das Blut zur Leber und wieder zurück in den Darm. 90 Prozent der Gallensäure und des durch sie gebundenen Cholesterins verbleiben so in diesem Kreislauf, nur ein geringer Teil wird mit dem Stuhl ausgeschieden.

Störungen des Fettstoffwechsels

Die Höhe des Cholesterinspiegels hängt zunächst einmal in erster Linie von der körpereigenen Produktion ab. Nur zweitrangig wird sie von der Zufuhr über die Nahrung bestimmt. Doch leider ist der Fettstoffwechsel nicht immun gegen Störungen.
Gerät der Cholesterinhaushalt aus der Balance, so können dahinter verschiedene Ursachen stecken. Die Mediziner unterscheiden zwei Hauptformen von Fettstoffwechselstörungen, und zwar …
> die primäre oder angeborene,
> die sekundäre oder erworbene Form.

Während die primären Störungen genetisch bedingt sind – also eine familiäre Veranlagung vorliegt – treten die sekundären Formen oft im Zusammenhang mit anderen Stoffwechselstörungen beziehungsweise -erkrankungen auf. Dies kann beispielsweise bei einer Schilddrüsenunterfunktion (Hypothyreose) der Fall sein, ebenso bei einer Störung der Nierenfunktion oder des Zuckerstoffwechsels.
Aber auch falsche Ernährung, Bewegungsmangel, regelmäßiger Alkoholkonsum, anhaltender Stress, Rauchen und bestimmte Medikamente (wie zum Beispiel die Antibabypille und

NICHT NUR FÜR IHRE LUNGE
Rauchen schadet nicht nur den Atemwegen, sondern ist einer der wesentlichen Faktoren für die Entstehung einer Arteriosklerose. Und dieses Risiko können Sie selbst ausschalten.

TIPP
Im Rahmen des »Check-up 35« können Mitglieder gesetzlicher Krankenkassen ab dem 35. Lebensjahr alle zwei Jahre kostenlos ihre Blutfettwerte kontrollieren lassen. Für Privatpatienten gilt dies – unabhängig von deren Alter – jährlich. Wichtig ist es dabei, nüchtern zur Blutentnahme zu kommen. Das bedeutet: Sie dürfen 12 Stunden zuvor nicht essen, nur Wasser trinken, nicht rauchen und müssen 36 Stunden vorher auf Alkohol verzichten.

HYPERCHOLESTERINÄMIE: ZU VIEL DES SCHLECHTEN, ZU WENIG DES GUTEN

Es gibt viele unterschiedliche Arten von Fettstoffwechselstörungen. Bei jeder von ihnen können entweder alle Lipidwerte oder auch nur ein Wert krankhaft verändert sein.

> Primäre Hypercholesterinämie: Hier ist vorwiegend das LDL-Cholesterin erhöht.

> Primäre Hypertriglyzeridämie: Triglyzeride,

VLDL-Cholesterin und/oder Chylomikronen sind erhöht.

> Gemischte Hyperlipidämie: Cholesterin und Triglyzeride beziehungsweise LDL-Cholesterin und VLDL-Cholesterin sind erhöht, das HDL-Cholesterin ist oft zu niedrig.

> Nur das HDL-Cholesterin ist zu niedrig.

Blutdruck senkende Betablocker) können sich ungünstig auf die Blutfettwerte auswirken.

Bei einer familiär bedingten Hypercholesterinämie ist oftmals das LDL-Cholesterin stark erhöht – und damit auch das Arterioskleroserisiko. Eine der häufigsten Störungen ist hier ein sogenannter LDL-Rezeptordefekt. Bei diesem wird das LDL-Cholesterin nur unzureichend oder gar nicht von der Leber entsorgt.

Im Fall zahlreicher sekundärer Formen von Fettstoffwechselstörungen spielen sowohl angeborene als auch erworbene Faktoren eine Rolle, besonders, wenn zugleich auch ein Metabolisches Syndrom (eine spezielle Kombination mehrerer Risikofaktoren) oder ein Diabetes mellitus vorliegen. Doch ganz egal, ob es sich um eine primäre oder sekundäre Fettstoffwechselstörung handelt: Es ist zweifelsfrei bewiesen, dass die meisten Störungen durch eine Änderung des Lebensstils zumindest gemildert, wenn nicht behoben werden können. Eine entsprechende Veränderung der Ernährungsgewohnheiten und regelmäßige körperliche Betätigung sind deshalb immer der erste wichtige Schritt.

Medikamentöse Hilfe

Grundsätzlich gibt es zwei Typen von Lipidsenkern, so die Bezeichnung für Medikamente, mit welchen sich LDL-Cholesterin (um 50 bis 60 Prozent), aber auch andere Blutfettwerte senken lassen. Entsprechende Präparate wirken sich jeweils unterschiedlich auf die »Cholesterinzentralorgane« – also Leber und Darm – aus, und zwar durch …

> die Hemmung der Cholesterinproduktion in der Leber.
> die Verminderung der Aufnahme beziehungsweise die Erhöhung der Ausscheidung von Cholesterin im Darm.

Eine Senkung des Cholesterinspiegels durch pharmakologische Substanzen nimmt also auf das von Leber und Darm gesteuerte duale Prinzip des Cholesterinstoffwechsels im Körper Einfluss: die Cholesterinsynthese einerseits und die Resorption des Cholesterins andererseits.

Zu den wirksamen Cholesterinsynthesehemmern gehören die Statine, eine Gruppe von Arzneistoffen, welche die Aktivität eines Schlüsselenzyms der Cholesterinherstellung gezielt hemmen. Das Enzym mit dem komplizierten Namen HMG-CoA-Reduktase sorgt normalerweise für ein Gleichgewicht im Cholesterinstoffwechsel und regelt, wie schnell Cholesterin im Körper produziert wird. Bei Störungen des Fettstoffwechsels wie der Hypercholesterinämie wird die HMG-CoA-Reduktase und mit ihr die Cholesterinproduktion durch die Statine gebremst

Zur Gruppe der Cholesterinresorptionshemmer gehören Medikamente wie Colestyramin, welche Gallensäuren binden und so die Wiederaufnahme des Fettstoffs erschweren. Es wird vermehrt Cholesterin ausgeschieden.

Kulinarisch statt pharmakologisch behandeln

Doch nur bei bedeutsamen Fettstoffwechselstörungen oder bereits diagnostizierten arteriosklerotischen Gefäßveränderungen kommen lipidsenkende Medikamente notwendigerweise zum Einsatz. Weniger gravierende Störungen oder Schwankungen des Cholesterinspiegels sind keine Indikation für die Anwendung dieser Mittel, die wie alle Medikamente auch Nebenwirkungen haben. Einen leicht erhöhten Cholesterin- oder Triglyzeridwert kann je-der selbst in den Griff bekommen – nebenwirkungsfrei und ohne ärztliches Rezept; dafür mit cholesterinbewussten und leckeren Kochrezepten, mehr Wissen über eine gefäßgesunde Ernährung und vor allem auch durch körperliche Bewegung.

LIPIDSENKER

Seit wenigen Jahren gibt es eine neue Generation von Lipidsenkern, bei denen der Wirkstoff Ezetimib als spezifischer Hemmstoff der Cholesterinaufnahme zum Einsatz kommt. Dieser wird bevorzugt mit Statinen kombiniert. Dadurch lassen sich Cholesterinproduktion und Cholesterinaufnahme selektiv beeinflussen.

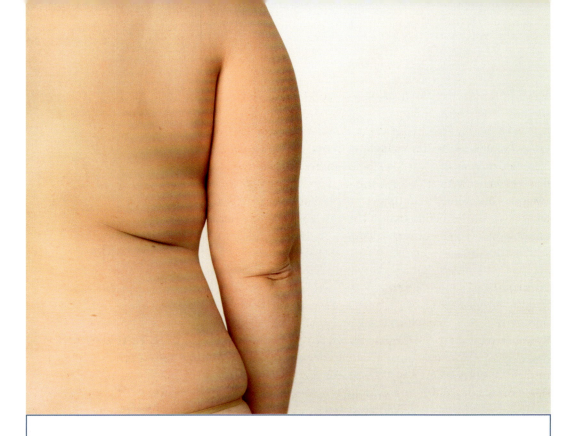

Arterien in Gefahr

Arterien, die kleinen Arteriolen sowie haarfeine Blutgefäße sorgen dafür, dass sauerstoff- und nährstoffreiches Blut zu jeder Zelle des Körpers gelangt. Doch je höher das Alter, je ungesünder die Lebensweise und – oftmals damit einhergehend – je höher der Cholesterinspiegel, desto mehr steigt das Risiko einer Schädigung des Schlagadersystems. Ist aber erst einmal eine Arteriosklerose entstanden und bleibt diese un- oder nicht ausreichend behandelt, birgt das langfristig schwere gesundheitliche Gefahren.

Versorgungsnetzwerk Arterien

Mit jedem Herzschlag pumpt die linke Herzkammer Blut über das arterielle System in den Körperkreislauf. Damit auch jedes Organ und Gewebe ausreichend mit frischem Sauerstoff und Nährstoffen versorgt wird, steht ein immer feinmaschiger werdendes Netz von Arterien zur Verfügung: Von 40 großen Arterien zweigen 600 kleinere und davon 1800 kleine Arterien ab. Diese teilen sich wiederum in 40 Millionen noch kleinere Arteriolen und 1,2 Milliarden feinste Haargefäße (Kapillaren) auf, in denen schließlich der Stoffaustausch mit den Zellen stattfindet.

Leistung – Schlag für Schlag

In einer Minute werden mit rund 80 Herzschlägen etwa 5 Liter und damit das gesamte Blutvolumen einmal komplett durch den Körper geschleust. Um den Blutschwall aufnehmen zu können, den das Herz pro Schlag in die große Körperschlagader (Aorta) für den Körperkreislauf presst, weitet sich diese. Gleichzeitig fängt sie damit den starken Druck des stoßweise ausgeworfenen Blutes ab. In der anschließend einsetzenden Ruhephase des Herzens, in der kein Blut ausgeworfen wird, zieht sich die Aorta wieder auf ihre Ausgangsstellung zusammen, wodurch das Blut automatisch in den nächsten Arterienabschnitt gelangt, der sich wiederum weitet – und so fort. Auf diese Weise pulsiert das Blut wellenartig durch das arterielle Gefäßnetz – und den Körper.

Der Druck, mit dem das Blut durch das arterielle Versorgungssystem fließt, hängt jedoch nicht nur von der Schlagkraft des Herzens und von der Elastizität der Arterien ab, sondern ebenso vom Durchmesser (Lumen) und damit der Durchgängigkeit der Blutgefäße. Das Ergebnis daraus ist der Blutdruck, der sich messen lässt. Je höher dieser Druck ist, desto mehr werden die Gefäßwände gefordert – und letztlich auch in Mitleidenschaft gezogen. Bei durchschnittlich 80 Herzschlägen pro Minute summieren sich diese im Laufe eines Tages auf rund 115 000 Schläge. Das bedeutet pro Jahr zirka 42 000 000 Pulsschläge. Die Arterien müssen also nicht nur eine Menge Druck aushalten, sondern auch eine ganze Menge leisten.

SPÜRBARER DRUCK

Der Herzschlag, mit dem das Blut ausgeschüttet wird, erzeugt eine Druckwelle in den Arterien, die, je weiter sie vom Herzen entfernt ist, umso geringer wird. Am Handgelenk fühlt man die Druckwelle als Puls.

Nicht nur Elastizität ist gefragt

Damit sich die Arterien dem Druck des Blutes anpassen und für dessen problemlosen wellenförmigen Weitertransport sorgen können, sind die Wände der größeren Arterien diesen Aufgaben speziell angepasst. Von innen nach außen befinden sich die …

> **Intima:** Diese innerste, hauchdünne Schicht kleidet die Arterien wie eine feine Haut aus. Sie besteht aus sehr glatten Zellen (sogenannten Endothelzellen), die den reibungslosen Fluss des Blutes gewährleisten. Gleichzeitig erfolgt über die Intima der Austausch von Sauerstoff, Flüssigkeit und Nährstoffen zwischen dem Blut und dem umliegenden Gewebe.

> **Media:** Die mittlere Schicht besteht aus kräftigem Muskelgewebe und elastischen Bindegewebsfasern. Gemeinsam sorgen sie für die Elastizität der Gefäße.

> **Adventitia:** Mit lockerem Bindegewebe umhüllt diese äußere Schicht Media und Intima. Die Adventitia verankert die Arterien mit ihrer Umgebung.

Lediglich die arteriellen Ausläufer, die feinen Kapillaren, die in direktem Kontakt zum venösen Gefäßsystem stehen, bestehen nur noch aus einer dünnen Endothelschicht.

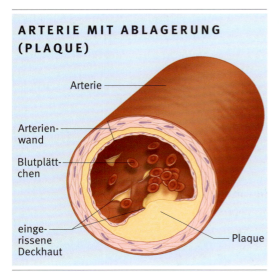

ARTERIE MIT ABLAGERUNG (PLAQUE)
- Arterie
- Arterienwand
- Blutplättchen
- eingerissene Deckhaut
- Plaque

Arteriosklerose: Es wird eng

Auch wenn die Wissenschaft den schleichenden Prozess der Arteriosklerose immer noch nicht vollständig geklärt hat, so weiß man heute: Zirkuliert dauerhaft zu viel LDL-Cholesterin im Blut, lagert sich dieses allmählich an der Intima ab. Die herdförmige Beschädigung versucht der Körper zu beseitigen, es kommt zu einer Entzündungsreaktion. In deren Folge lagern sich Blutplättchen (Thrombozyten) an, die stets am Prozess der Wundheilung beteiligt sind. Doch deren Inhaltsstoffe verändern das Endothelhäutchen an der geschädigten Stelle und begünstigen ein Aufquellen der Intima, wodurch die körpereigene Abwehr

»loslegt«. Sogenannte Fresszellen (Makrophagen), die zur Streitmacht der Abwehrkräfte gehören und Cholesterin aufnehmen, treten nun in Aktion. Sie bilden dort Schaumzellen, die weiterwachsen, bis sie platzen und damit neue Fresszellen anlocken. Auf diese Weise nehmen die Ablagerungen (Plaques) zu. Gleichzeitig bildet sich Narbengewebe, und Bindegewebe verdickt die Intima, was zu einer schlechteren Sauerstoffversorgung in diesem Bereich führt. Und auch das hat Folgen: Die Endothelzellen sterben ab, und in deren Umgebung lagern sich Kalksalze an. Je nach Zusammensetzung entstehen so weiche oder auch harte, verkrustete Plaques. Diese können zusammen mit der Intima einreißen, was wiederum Blutgerinnsel (Thromben) andocken lässt. Durch einen solchen Prozess verliert die betroffene Arterie hier nicht nur immer mehr an Elastizität, sondern auch ihr Lumen nimmt weiter ab; unter Umständen bis hin zum völligen Verschluss des Gefäßes.

RISIKOFAKTOREN FÜR EINE ARTERIOSKLEROSE

Folgende Risikofaktoren spielen bei der Entstehung einer Arteriosklerose eine Rolle beziehungsweise werden vom Arzt zusätzlich zum LDL-Cholesterinwert berücksichtigt:

> Bewegungsmangel
> Bluthochdruck (Hypertonie)
> Zuckerkrankheit (Diabetes mellitus)
> Geschlecht und Alter: Frauen älter als 55 Jahre, Männer älter als 45 Jahre
> HDL-Wert weniger als 50 mg/dl bei Frauen und weniger als 40 mg/dl bei Männern
> Hohe Triglyzeridwerte
> Koronare Herzkrankheit (KHK) in der Familie (Auftreten der KHK bei Frauen vor dem 65., bei Männern bereits vor dem 55. Lebensjahr)
> Metabolisches Syndrom
> Rauchen
> Anhaltender Stress
> Übergewicht (Adipositas)

Schwerwiegende Folgen

Infolge des zunehmenden Elastizitätsverlustes können sich die Arterien immer weniger ausdehnen, und die Blutzirkulation verschlechtert sich. Durch das eingeengte Lumen kommt es in dem dahinterliegenden Gebiet zu Durchblutungsstörungen und damit zu einer Mangelversorgung des Gewebes mit Sauerstoff und Nährstoffen. An deren Ende stehen unter Umständen schwere, teils lebensbedrohliche Folgeerkrankungen.

Sind die großen, mittleren und kleineren Gefäße von den arteriosklerotischen Veränderungen betroffen, spricht man von einer Makroangiopathie. Um eine Mikroangiopathie hingegen handelt es sich, wenn die kleinsten Blutgefäße und Kapillaren Schaden genommen haben. Davon können vor allem die Nieren, Nerven oder auch die Netzhaut der Augen betroffen sein. Typischerweise gibt es Arterien, die besonders häufig arteriosklerotisch verändert sind. Hierzu zählen beispielsweise die Herzkranzgefäße, die großen Halsschlagadern sowie die Becken- und Beinarterien. Infolgedessen gilt die Gefäßverkalkung als Hauptursache für koronare Herzerkrankungen (KHK), Durchblutungsstörungen des Gehirns (Zerebralsklerose) sowie periphere arterielle Verschlusskrankheiten in den Beinen (PAVK oder auch Schaufensterkrankheit genannt).

Koronare Herzkrankheit

Die Herzkranzgefäße versorgen den Herzmuskel mit allem Notwendigen. Verkalken sie, können Durchblutungsstörungen des Herzens oder gar ein Herzinfarkt die Folge sein.

Übrigens: Als entscheidender Risikofaktor für eine Arteriosklerose und vor allem für die Entstehung einer koronaren Herzkrankheit gilt das Metabolische Syndrom. Hierbei handelt es sich um das gleichzeitige Vorhandensein bestimmter Risikofaktoren, weshalb auch vom »tödlichen Quartett« gesprochen wird: Wer übergewichtig ist (mit einem Body-Mass-Index von über 25 und einem Bauchumfang bei Frauen von über 88 Zentimeter, bei Männern von über 102 Zentimetern), wer unter Bluthochdruck sowie einer Vorstufe des Diabetes mellitus und einer Störung des Fettstoffwechsels leidet (erhöhte Triglyzeride, zu niedriges HDL), bei dem besteht diese gefährliche Kombination.

Angina pectoris

Von einer Angina pectoris (ebenso bekannt als Brustenge) spricht der Arzt, sobald vor allem bei Belastung – wenn das Herz mehr Sauerstoff benötigt als bei körperlicher Ruhe – Atemnot, Kaltschweißigkeit, Beklemmungs- und Angstgefühle auftreten. Typisch sind zudem Schmerzen in der Brustgegend. Nach bis zu rund 20 Minuten klingen die Beschwerden wieder ab; und das schneller, sofern eine Nitratkapsel oder ein Nitratspray genommen werden. Im fortgeschrittenen Stadium treten die Beschwerden dann auch bei fehlender körperlicher Belastung auf.

ZEIT EINZUGREIFEN
Bis es zur Plaquebildung kommt, können trotz Endothelschäden viele Jahre vergehen. Dieser Prozess lässt sich durch Gewichtsreduktion, Nahrungsumstellung, Bewegung und gegebenenfalls auch Medikamente aufhalten.

Herzinfarkt

Verstopft ein Blutgerinnsel eine der Herzkranzarterien komplett, erhält das dahinterliegende Gewebe des Herzmuskels keinen Sauerstoff mehr. Wird hier nicht umgehend medizinisch gehandelt, stirbt das Gewebe ab. Das Herz bleibt auf Dauer geschädigt und damit in seiner Leistungsfähigkeit eingeschränkt – unter Umständen endet der Infarkt sogar tödlich. Bei einem Herzinfarkt kommt es zu heftigen Schmerzen hinter dem Brustbein, die auch in den Oberkörper, in Rücken, Hals und Arme ausstrahlen können, sowie zu kaltem Schweiß, Übelkeit und Todesangst.

Schlaganfall

Auch der Schlaganfall geht in den meisten Fällen auf das Konto einer Arteriosklerose. Hier kann, ebenso wie beim Herzinfarkt, ein Riss in einer Plaquestelle und der damit verbundenen Gefäßwand entstehen und die Arterie durch ein Blutgerinnsel verschlossen werden. Auch hier geht dabei Gewebe zugrunde. Zählt beim Herzinfarkt jede Minute für die medizinische Behandlung, so ist beim Schlaganfall jede Sekunde lebenswichtig. Nur so lassen sich schwere und schwerste Gehirnschäden verhindern. Typische Vorboten eines Schlaganfalls sind unter anderem Schwindel, Gangunsicherheit, Übelkeit, starke Kopfschmerzen, Seh- und Sprachstörungen, Missempfindungen sowie Lähmungserscheinungen.

Periphere arterielle Verschlusskrankheit

Von einer peripheren arteriellen Verschlusskrankheit sind meist die Beine, selten die Arme betroffen. Erste Anzeichen der PAVK sind kalte Füße und ein kribbelndes Gefühl. Später verursacht der Sauerstoffmangel krampfartige Schmerzen in den Beinen. Das zwingt die Betroffenen beim Gehen zum häufigen Stehenbleiben, weshalb man auch von der Schaufensterkrankheit spricht. Zuletzt kommt es aufgrund der Durchblutungsstörung zu Schmerzen bei Ruhe, und es kann ein schwer heilendes Geschwür an Unterschenkel und/oder Innenknöchel eines Fußes auftreten. Bei der PAVK besteht auch besonders die Gefahr einer Thrombose – der vollständige Verschluss einer Beinarterie durch ein Blutgerinnsel.

ZAHLEN, DIE FÜR SICH SPRECHEN
Pro Jahr erleiden bei uns rund 280 000 Menschen einen Herzinfarkt und 125 000 einen Schlaganfall. Insgesamt ist die Arteriosklerose mit ihren Folgeerkrankungen die häufigste Todesursache in der westlichen Welt.

GEFÄHRLICHE THROMBOSE
Besonders häufig tritt eine Thrombose in Bein- und Beckenarterien auf. Aber auch Aorta, Herzkranzgefäße, das Herz, Gehirn, Nieren und andere Organe können davon betroffen sein. Wird eine Thrombose nicht sofort behandelt, stirbt das dahinterliegende Gewebe ab.

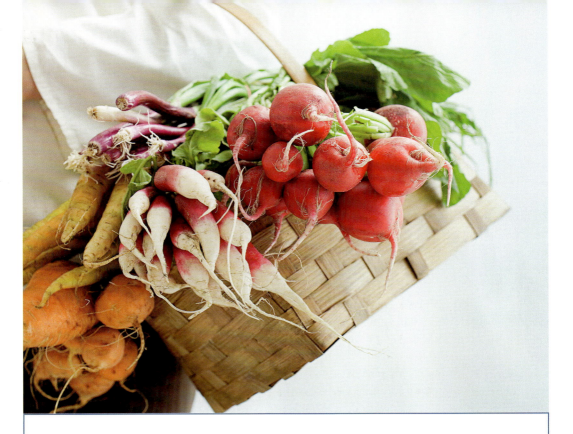

Cholesterinsenker: Ernährung und Bewegung

Wir leben bequem und gut. Zu bequem und zu gut. Selbst kurze Wege legen wir mit dem Auto zurück, viele Dinge erledigen wir mittlerweile vom Computer aus, Fahrstühle und Rolltreppen transportieren uns mühelos nach oben ... Beweglichkeit ist heute ohne Anstrengung möglich. Zugleich sitzen die meisten von uns den ganzen Tag am Schreibtisch, und am Abend locken dann die Couch oder der Lieblingssessel, eine schnelle Pizza, ein (vielleicht auch mehrere) Gläschen Wein oder Bier und eine Tüte Chips.

Cholesterinsenker: Ernährung und Bewegung

So oder ähnlich sieht für viele von uns der Alltag aus. Ob sich der Cholesterinspiegel darüber freut, das steht allerdings auf einem anderen Blatt. Zwar werden die Blutfette in erster Linie von genetischen Faktoren bestimmt, doch außer Zweifel steht: Das persönliche Lipidprofil wird entscheidend auch durch die Art geprägt, wie man lebt – und sich ernährt.

Zu viel von allem »dank« Ernährung

Vor allem zwei Säulen unseres auf Komfort ausgerichteten Lebensstils stehen dauerhaft gesunden Blutfettwerten im Weg: zu wenig Bewegung und ein Zuviel an ungesundem Essen. So zeigen Bevölkerungsstudien eindeutig, dass einige, für die westliche Ernährung typische Komponenten maßgeblich zur Erhöhung des Cholesterinspiegels und zur Entwicklung von Fettstoffwechselstörungen beitragen; und das sind …

> zu viele Kalorien,
> ein Mangel an Ballaststoffen,
> die übermäßige Zufuhr an gesättigten Fettsäuren,
> ein zu hoher Cholesterinanteil in der Nahrung

Drei entscheidende Wirkprinzipien

Wie negativ sich Ernährungssünden – neben Bewegungsmangel – auf die drei Phasen des Fettstoffwechsels auswirken und wie Sie mit bestimmten Nahrungsmitteln Ihre Cholesterinbilanz verbessern sowie die Mechanismen des Cholesterinstoffwechsels positiv unterstützen, das wird im Folgenden erklärt. Zudem finden Sie im Rezeptteil (ab Seite 70) die Wirkprinzipien der Nahrungsmittel wieder – jeweils dem Bereich des Cholesterinstoffwechsels zugeordnet, auf den sie besonders positiv Einfluss nehmen.
Der Vereinfachung halber ist dort von den Wirkprinzipien 1, 2 und 3 die Rede. Diese kennzeichnen in Form kleiner Symbole die einzelnen Rezepte (siehe auch Seite 68); und das ermöglicht Ihnen, unter den bereits cholesteringesund konzipierten Rezepten noch einmal Ihre individuelle cholesterinsenkende Küche zu gestalten. Nutzen Sie also Ihr Know-how in puncto Cholesterin für ganz gezieltes cholesterincleveres Kochen.

TROTZ ALLEM: EIN POSITIVER TREND
Die Deutschen ernähren sich nicht fettvernünftig. Denn durchschnittlich nehmen Frauen jeden Tag 92 und Männer 117 Gramm Fett mit der Nahrung zu sich. Doch der Trend geht in die richtige Richtung: Noch vor 20 Jahren lag der Fettverzehr deutlich höher, nämlich bei rund 150 Gramm pro Tag.

Gesundheit auf dem Teller

AUF QUALITÄT ACHTEN
Die Qualität eines Fettes definiert sich durch die Art seiner Fettsäuren. Denn sie beeinflussen vor allem das Auf oder Ab des LDL-Cholesterinwerts. Fettgesunde Ernährung bedeutet deshalb auch: Wählen Sie die richtigen Fette aus.

Wer sich fettreich ernährt, nimmt damit nicht nur viele gesättigte Fettsäuren auf, sondern verleiht seinem LDL-Cholesterinwert einen kräftigen Schub nach oben. Das Gleiche gilt für eine ballaststoffarme Ernährung. Denn diese ist von Natur aus cholesterin- und fetthaltiger als eine ausgewogene, an pflanzlichen Lebensmitteln reiche Ernährungsweise. Zudem wird damit nicht deren positiver, also reduzierender Effekt auf die Blutfettwerte genutzt. Denn Ballaststoffe – die unverdaulichen Bestandteile pflanzlicher Lebensmittel wie Gemüse, Getreide oder Obst – sind echte Cholesterinblocker: Sie hemmen nicht nur die Aufnahme der Lipide im Darm, sondern auch deren »Recycling« im Leber-Darm-Kreislauf des Körpers. Damit steigern sie die Ausscheidung des Cholesterins über den Stuhl.

Gute Fette, schlechte Fette

Zwar wird die Bedeutung des Nahrungscholesterins als Ursache für erhöhtes Cholesterin allgemein oft überschätzt, trotzdem empfehlen Ernährungswissenschaftler zu Recht, das Nahrungscholesterin auf unter 300 Milligramm pro Tag zu reduzieren. Doch beim Fettverzehr kommt es in erster Linie auf die Qualität der Fette an. Sie ist im Hinblick auf eine Senkung des Cholesterinspiegels noch wichtiger als die Verringerung der Fettmenge. Denn Lebensmittel, die qualitativ hochwertige Fette enthalten, tragen mehr zu gesunden Blutfettwerten bei als eine bloße Einschränkung des Fettkonsums, die qualitative Aspekte außer Acht lässt. Trotzdem sollten Sie laut Empfehlung der Deutschen Gesellschaft für Ernährung (DGE) nur 60 bis 80 Gramm Fett am Tag essen.

Weniger ist mehr: gesättigte Fettsäuren

FETT ZUM EINLAGERN
Gesättigte Fettsäuren sind nicht wasserlöslich. Als Triglyzeride gebunden, eignen sie sich besonders gut als Speicherfett – und bescheren uns die unbeliebten Fettpolster.

Fette mit einem hohen Anteil an gesättigten Fettsäuren haben meist eine feste Konsistenz und einen hohen Schmelzpunkt. Sie erhöhen nicht nur den Cholesterinspiegel, sondern – zahlreiche Studien belegen es – lassen auch das LDL-Cholesterin im Blut steigen. Auf diese Weise fördern sie Ablagerungen in den Blutgefäßen, die zur gefürchteten Arteriosklerose führen.

Die ungesunden gesättigten Fettsäuren kommen überwiegend in Fetten tierischen Ursprungs vor wie beispielsweise in Butter, Sahne, Schmalz, Fleisch, Wurstwaren und Hartkäse. Aber auch (vor allem feste) pflanzliche Fette können es in sich haben wie etwa Kokosnuss- und Palmkernfett.

Gesättigte Fette sollten daher weniger als 10 Prozent Ihrer gesamten täglichen Zufuhr an Kalorien ausmachen. Und wer bereits einen erhöhten LDL-Cholesterinspiegel hat, der sollte seinen Konsum dieser »Cholesterinanheizer« sogar unter 7 Prozent seiner gesamten Energiezufuhr halten. Im Klartext bedeutet das: Machen Sie um entsprechende Nahrungsmittel also am besten einen großen Bogen.

Transfettsäuren – nein, danke

Noch größere Vorsicht ist bei den sogenannten Transfettsäuren geboten. Sie kommen kaum in der Natur vor, sondern entstehen vor allem durch Erhitzen ungesättigter Fettsäuren bei der Fetthärtung in der Nahrungsmittelindustrie. Wie die gesättigten Fettsäuren verhelfen auch Transfettsäuren gefäßfeindlichen Blutfetten zum Aufstieg, während sie gleichzeitig das gefäßgesunde HDL-Cholesterin hemmen.

Gehärtete pflanzliche Fette sollten deshalb so wenig wie möglich oder am besten gar nicht auf Ihrem Speiseplan stehen. Und: Wenn Sie Ihren Verbrauch an gesättigten Fettsäuren und Transfettsäuren deutlich vermindern, können Sie Ihren LDL-Wert im Blut um 8 bis 10 Prozent senken.

Natürliche Schutzengel: ungesättigte Fettsäuren

Auch wenn es auf den ersten Blick vielleicht so erscheinen mag: Es gibt nicht nur ungesunde Fette. Zu den gesunden Fetten zählen all diejenigen, die einfach oder mehrfach ungesättigte Fettsäuren enthalten.

> **GU-ERFOLGSTIPP**
>
> ### HIER VERSTECKEN SICH TRANSFETTE
>
> Folgende Lebensmittel sind besonders reichhaltig an ungesunden Transfetten:
> > Backfette
> > Fertigprodukte und Fast-Food
> > Blätterteig, Gebäck, Kuchen
> > Frittierte Speisen und Snacks
>
> Wenn Sie sich (fett)gesund ernähren wollen, dann sollten Sie entsprechende Speisen und Nahrungsmittel möglichst meiden.

Chemisch gesehen haben einfach gesättigte Fettsäuren nur eine Kohlenstoffdoppelbindung, mehrfach ungesättigte Fettsäuren zeichnen sich durch mehrere solcher Doppelbindungen aus. Dadurch können ungesättigte Fettsäuren andere Stoffwechselwege nutzen als die gesättigten Verwandten.

Einfach ungesättigte Fettsäuren kann der Körper mithilfe anderer Fette selbst bilden. Er benötigt sie für den Stoffwechsel und die Elastizität der Zellmembranen. Klassische Lieferanten dieser Fettsäuren sind Olivenöl, aber auch Rapsöl mit seinem hohen Gehalt an Ölsäure sowie Avocados, Nüsse und Samen.

Essenziell für den Körper

Die wichtigsten Fettsäuren sind die mehrfach ungesättigten Fettsäuren. Sie werden auch als essenziell (lebensnotwendig) bezeichnet, da der Körper sie zwar dringend benötigt, aber nicht selbst herstellen kann. Essenzielle Fettsäuren sind unter anderem unverzichtbar für den Aufbau der Zellmembranen, für die Aufnahme der fettlöslichen Vitamine A, D, E und K sowie für die Hormonbildung. Deshalb müssen Sie sie über die Nahrung aufnehmen.

Die essenziellen Fettsäuren oder »guten« Fette werden in zwei Gruppen unterteilt, und zwar in Omega-3- und Omega-6-Fettsäuren. Zu Letzteren zählen die Linol- und Arachidonsäure. Besonders reich an Linolsäure sind zum Beispiel Saflor-, Distel-, Soja- und Sonnenblumenöl.

Zur Gruppe der Omega-3-Fettsäuren gehört Alphalinolensäure. Diese und ihre Abkömmlinge sind im Fett von Makrele, Lachs, Hering, Sardine und Thunfisch enthalten; aber auch in Nüssen sowie in hochwertigen, also kalt gepressten Pflanzenölen wie Leinsamen-, Soja-, Walnuss- und Rapsöl.

Omega-3-Fettsäuren bilden Botenstoffe, die günstig auf die Blutgerinnung wirken. Zudem haben sie entzündungshemmende und gefäßerweiternde Eigenschaften. So wirken sie gefäßschützend und damit vorbeugend vor Erkrankungen wie der koronaren Herzkrankheit oder einem Herzinfarkt. Omega-3-Fettsäuren sollten deshalb in Ihrer täglichen Gesamtzufuhr an Fettkalorien nicht fehlen.

ZWEIMAL WÖCHENTLICH
Um den Körper ausreichend mt Omega-3-Fettsäuren zu versorgen, empfiehlt die Deutsche Gesellschaft für Ernährung (DGE), mindestens zweimal pro Woche fetten Fisch zu essen.

Gezielter – und gesünder essen

Mit der gezielten Auswahl von Lebensmitteln ebenso wie mit einer bewussten Ernährung können Sie nicht nur vorbeugen, sondern auch zu hohe Blutfettwerte senken. Es bedarf also keiner strengen Diät, will man seine Blutfettwerte in einen gesunden Bereich bringen. Zu den in der Nahrung vorkommenden Substanzen, die eine wissenschaftlich gesicherte positive Wirkung auf den Cholesterinstoffwechsel haben, zählen insbesondere …

> **ß-Glukane:** Sie gehören zu den Polysacchariden (Vielfachzuckern) und sind in Ballaststoffen enthalten. Reich daran sind zum Beispiel Hafer (Haferflocken, Haferkleie) und Gerste, Flohsamenschalen sowie die Samen des Johannisbrotbaums.
> **Eicosapentaen- und Docosahexaensäure:** Die essenziellen Fettsäuren sind besonders reichhaltig in fettem Seefisch vorhanden, aber auch in Nüssen, Mandeln und Soja.
> **Pflanzliche Sterole und Stanole:** Diese Sekundären Pflanzenstoffe (SPS) kommen vor allem in Früchten, Gemüse, Hülsenfrüchten, Nüssen und Samen vor (siehe auch Seite 44).
> **Polyphenole:** Zählen ebenfalls zu den SPS. Als Cholesterinsenker ist hier in letzter Zeit vor allem Kakao in den Mittelpunkt wissenschaftlichen Interesses gerückt (Siehe Seite 46 f).

Diese Stoffe wirken auf natürliche Weise über die Beeinflussung der Cholesterin- und Fettproduktion in der Leber, die Reduktion der Cholesterinaufnahme und die Rückresorption von Cholesterin im Darm, die Steigerung der Produktion von Gallensäure sowie deren Ausscheidung.

Um Ihren Fettstoffwechsel zu normalisieren, sollten Sie – neben der eventuell notwendigen Normalisierung Ihres Körpergewichtes – bei einer fettgesunden Ernährung Kohlenhydrate aus Gemüse, Obst und Vollkornprodukten bevorzugen, ebenso hochwertige Fette pflanzlichen Ursprungs und Seefisch. Mit dem Wissen um die Qualität der Lebensmittel und mit etwas Übung schafft es jeder von uns, sich gesund, abwechslungsreich und zugleich schmackhaft zu ernähren. Und das ist ganz besonders wichtig. Denn Genuss und die Freude am Essen dürfen nicht fehlen – sie gehören unverzichtbar zu einer gesunden Ernährung.

DIE RICHTIGEN KOHLENHYDRATE

Achten Sie bei der Auswahl Ihrer Nahrung auf die Qualität der darin enthaltenen Kohlenhydrate: Vermeiden Sie Zucker und bevorzugen Sie stattdessen die stoffwechselfreundlichen Kohlenhydrate aus Obst, Gemüse und Vollkornprodukten.

Zu viele Pfunde

Übergewicht hat sich in den Industrieländern regelrecht zu einer Epidemie ausgeweitet. Und leider nehmen die Deutschen dabei eine Spitzenposition ein. Aktuelle Zahlen belegen, dass sie im europäischen Vergleich das meiste Gewicht auf die Waage bringen. So sind 75 Prozent der Männer und 60 Prozent der Frauen über 40 Jahren übergewichtig, viele von ihnen sogar adipös.

Wichtig: Gewicht und Bauchumfang

Ob wir normal- oder übergewichtig oder gar fettleibig sind, darüber gibt der Body-Mass-Index (BMI) Auskunft. Dieser Wert ist eine wichtige Orientierungshilfe, denn ein erhöhter Körperfettanteil ist nicht einfach ein kosmetisches Problem. Er geht mit einem deutlich gesteigerten Risiko für Fettstoffwechselstörungen und Typ-2-Diabetes-mellitus sowie anderen Erkrankungen einher. Das gilt besonders dann, wenn sich das Fett im Bauchbereich konzentriert. So sagt der Umfang des Bauches etwas über die Menge des in der freien Bauchhöhle eingelagerten Fettes aus — und damit über das Risiko, eine Herz-Kreislauf-Erkrankung zu

DIE LAST DES SÜSSEN LEBENS: DIABETES MELLITUS

Die Bezeichnung »Diabetes mellitus« kommt aus dem Griechischen und heißt übersetzt »honigsüßer Durchfluss«. Das bezeichnet, worum es sich handelt: um zu viel Zucker im Blut, den der Körper mit dem Urin ausscheidet. Mittlerweile leiden schätzungsweise fast 10 Prozent der Bevölkerung an der Zuckerkrankheit, wobei 90 bis 95 Prozent von ihnen einen Diabetes mellitus Typ 2 haben. Hierbei handelt es sich um eine Wohlstandskrankheit. Denn neben der erblichen Veranlagung sind vor allem Übergewicht, Überernährung (zu viel,

zu fett, zu süß) und mangelnde Bewegung die Ursachen. Bei einem Typ-2-Diabetes entwickeln die Insulinrezeptoren der Körperzellen eine Unempfindlichkeit gegen das blutzuckersenkende Hormon Insulin. Die Bauchspeicheldrüse versucht diese Insulinresistenz durch eine Mehrproduktion auszugleichen. Auf Dauer erschöpfen sich dabei deren insulinproduzierende Betazellen und schütten immer weniger Insulin aus. Und der dauerhaft erhöhte Zucker im Blut fördert die Entstehung einer Arteriosklerose.

Cholesterinsenker: Ernährung und Bewegung

BMI und Bauchumfang

Nicht nur das Gewicht eines Menschen entscheidet mit über seine möglichen gesundheitlichen Risiken, sondern auch, wo das Fett an und in seinem Körper verteilt ist.

Zu viel Gewicht: Das verrät der BMI

Wer übergewichtig ist, hat häufig auch erhöhte LDL- und Triglyzeridwerte, wobei das gefäßschützende HDL oftmals zu niedrig ist. Mit dem Body-Mass-Index stellen Sie fest, ob Ihr Gewicht im Normbereich liegt oder um wie viel es zu hoch ist. Und so berechnen Sie Ihren BMI:

Körpergewicht durch (Körpergröße mal Körpergröße)

Ein Beispiel: $\dfrac{60 \text{ Kilo}}{1{,}67 \text{ Meter} \times 1{,}67 \text{ Meter}} =$ BMI 21,5

Die Werte normalgewichtiger Personen liegen gemäß der Adipositasklassifikation der Weltgesundheitsorganisation (WHO) zwischen 19 und 25, wobei diese Werte auch abhängig von Alter und Geschlecht sind. Ein BMI über 25 gilt bei Frauen und Männern als übergewichtig, über 30 als fettleibig und behandlungsbedürftig.

Risiko in Zentimetern: Der Bauchumfang

Die Messung des Bauchumfangs gewinnt immer mehr an Bedeutung. Denn das innere Bauchfett lagert sich zum einen an den Organen ab und sorgt zum anderen für hohe Blutfettwerte. Deshalb lässt das Maß des Bauchumfangs (gemessen 2 Zentimeter über dem Nabel) Rückschlüsse auf das Risiko für eine Herz-Kreislauf-Erkrankung zu. Erhöht ist dieses bei Frauen ab einem Bauchumfang von 88 Zentimeter und bei Männern ab einem Maß von 102 Zentimeter. Um ein Diabetesrisiko auszuschalten, sollte der Bauchumfang bei Frauen die 80-Zentimeter-Marke nicht überschreiten, und Männer sollten nicht mehr als 94 Zentimeter Bauchumfang haben.

DIE WHR: EBENFALLS AUSSAGEKRÄFTIG

Auch die Waist-to-Hipp-Ratio (WHR) – das Verhältnis von Taillen- und Hüftumfang – gibt Auskunft über die Fettverteilung am Körper. Die WHR errechnet man aus dem Quotienten aus Taillenumfang und Hüftumfang jeweils in Zentimetern. Bei Frauen sollte dieser Wert unter 0,85 und bei Männer unter 1 liegen.

RISIKO ÜBERGEWICHT
Wer übergewichtig ist, erleidet laut Statistik etwa dreimal so häufig einen Herzinfarkt wie ein normalgewichtiger Mensch.

bekommen. Denn das innere Bauchfett oder Viszeralfett (vom lat. viscera = Eingeweide) lagert sich nicht nur in den inneren Organen ab, sondern ist besonders stoffwechselaktiv: Es speichert schneller Fett ein und setzt dieses auch rasch wieder frei. So führt es zu erhöhten Triglyzerid- und LDL-Werten im Blut. Da die Entsorgungszentrale der Fette, die Leber, jedoch selbst mit Fett überladen ist, kann sie nicht mehr genügend Lipide aus dem Blut aufnehmen und abbauen. In diesem Fall sinkt zudem der Spiegel des »guten« HDL-Cholesterins, und das Gesamtcholesterin steigt an. So kann ein Zuviel an innerem Bauchfett langfristig unter anderem eine Fettstoffwechselstörung zur Folge haben, aber auch Bluthochdruck und Arteriosklerose verursachen.

Training: für gute Werte und mehr

Körperliche Bewegung, so könnte man überspitzt sagen, ist ein natürlicher Feind des Fettes. Wohl nicht zuletzt deshalb hat Sport in unserer schlankheitsfixierten (aber dennoch nicht schlanken) Gesellschaft ein rundum positives Image. Sportlichkeit wird – besonders in der Werbung – als vorbildlich und gesund propagiert. Doch wie sieht es wirklich hierzulande mit dem Sportsgeist aus? Nur etwa die Hälfte der Männer unter 30 sind körperlich ausreichend aktiv und jenseits des 30. Lebensjahrs nimmt der Bewegungsdrang weiter ab. So treibt lediglich nur noch ein Fünftel der 50-Jährigen regelmäßig Sport. Ungesunde Aussichten. Denn wissenschaftlich steht außer Frage, dass körperliche Inaktivität das Risiko für Erkrankungen des Herz-Kreislauf-Systems erhöht, da sie sich negativ auf den Abbau der Fette (Übergewicht) und zusätzlich auch ungünstig auf den Cholesterinstoffwechsel (Verhältnis LDL- zu HDL-Cholesterin) auswirkt.

Trägheit macht krank

Wer sich über Jahre hinweg nicht körperlich fordert und alle Anstrengung meidet, die über das alltägliche Maß hinausgeht, der sorgt für ein schädliches Ungleichgewicht: Der Fettanteil des Körpers nimmt zu, wohingegen Muskulatur schwindet. Das hat nicht nur unschöne Folgen für die Figur – weit schlimmer. Denn

ist zum Beispiel der Fall, wenn Sie mit einer Geschwindigkeit von 4 Kilometern pro Stunde gehen.

Als intensiv hingegen wird jede körperliche Belastung eingestuft, bei der Sie mindestens fünfmal so viel Energie (Kalorien) verbrennen wie im Ruhezustand. Dies ist etwa der Fall bei schnellem Gehen oder Walken mit einer Geschwindigkeit von 6 Kilometern pro Stunde und erst recht beim Jogging, bei dem Sie rund 10 Kilometer pro Stunde zurücklegen. Geübte, sprich trainierte Personen können so spielend 1000 bis 1500 Kalorien zusätzlich pro Woche durch körperliche Bewegung verbrauchen und so ihr Lipidprofil effektiv verbessern.

Langsam(er) angehen

Es leuchtet ein, dass Menschen mit einem hohen Körpergewicht ein und dieselbe körperliche Belastung als anstrengender empfinden als Menschen mit Normalgewicht. Wer also das ein oder andere Kilo zu viel mit sich herumschleppt und/oder sportlich untrainiert ist, der sollte deshalb erst einmal langsam in ein bewegteres Leben einsteigen – und sich Schritt für Schritt steigern. Denn überfordert man sich gleich zu Beginn seiner sportlichen »Gehversuche«, riskiert man nicht nur, vorzeitig zu ermüden, die Motivation zu verlieren und das Training frustriert abzubrechen; man belastet zudem Herz und Kreislauf unnötig. Deshalb gilt die Faustregel: Steigern Sie ganz allmählich den Fitnessgrad und erhöhen Sie erst dann die Belastung.

Wer an Ausdauertraining gewöhnt ist, sich also regelmäßig intensiv körperlich betätigt, der ist bis zu zehnmal belastbarer, als jemand, der sich nie oder nur sehr selten sportlich fordert. Ein einfaches Beispiel: Trainierte verbrennen bei zwei Stunden körperlicher Belastung rund 2000 Kilokalorien, ein Untrainierter, der ohnehin nur 30 Minuten durchhält, verbraucht dagegen nur etwa 200 Kalorien. Sporteinsteiger« mit niedrigem Ausdauerleistungs-Niveau schaffen es daher zunächst nicht durch die Intensität ihres Trainings, einen befiedigenden Energieverbrauch zur erzielen. Sie müssen dies über die Dauer des Trainings erreichen, also: sich länger, dafür weniger intensiv bewegen.

AUCH WICHTIG: ALLTAGSAKTIVITÄTEN

Besonders bei älteren oder übergewichtigen Menschen schlagen sich schon Tätigkeiten wie Garten- oder Hausarbeit, Treppensteigen oder längere Einkaufswege zu Fuß, Fahrradfahren, Wandern und Spazierengehen positiv auf dem Akivitätskonto nieder. Auch solche Alltags- und Freizeitaktivitäten können also helfen, die Cholesterinwerte zu verbessern.

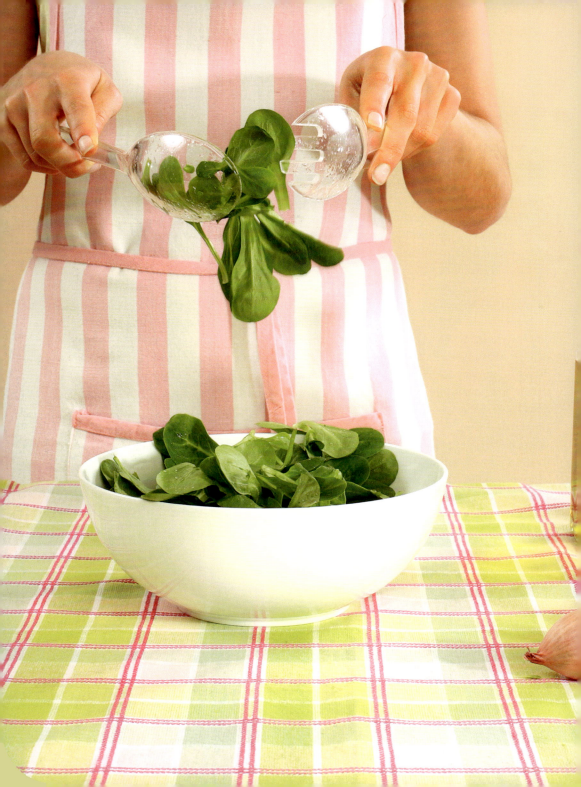

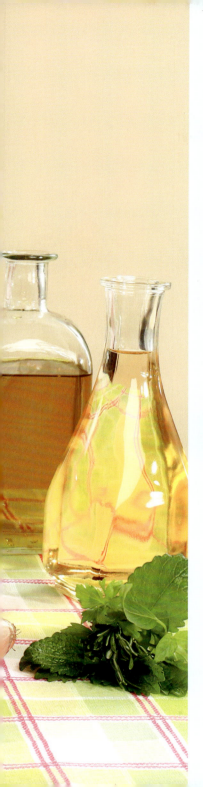

AB JETZT GESÜNDER LEBEN

Indem Sie Ihre Ernährungsgewohnheiten anpassen, können Sie selbst viel für Ihren Cholesterinspiegel tun. Zudem helfen natürliche »Cholesterinkiller«, die Blutwerte ganz gezielt zu verbessern.

Die Cholesterinwerte aktiv senken	40
Lebensmittel als natürliche »Cholesterinkiller«	43

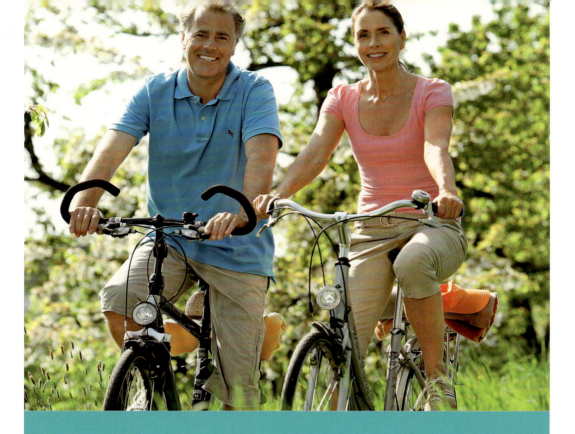

Die Cholesterinwerte aktiv senken

Nicht jeder hat das Glück oder auch die Möglichkeiten, von Jugend an alles richtig zu machen – auch in Bezug auf den persönlichen Lebensstil. Nicht jeder hat in jungen Jahren einen positiven Zugang zur Bewegung gefunden, und nicht jeder hat gelernt, sich gut und richtig zu ernähren. Doch falsche Gewohnheiten lassen sich ändern – wenn auch nicht von heute auf morgen, so doch mit dem richtigen Bewusstsein und dem Willen, das theoretische Wissen in den praktischen Alltag umzusetzen.

Das Ziel: 5 kg, 5 cm, 30 min, 30 g

»5-5-30-30«: Vier Zahlen stehen für ein einfaches, aber wirksames Konzept, das Sie sich merken sollten, um auf den richtigen Weg zu kommen. Denn die weltweiten Ergebnisse aus medizinischen Studien beweisen, dass die Einhaltung dieses einfachen Konzepts einen erheblichen Gesundheitsvorteil bringt.

> Die erste 5 steht für 5 Kilo Gewichtsreduktion.
> Die zweite 5 für 5 Zentimeter weniger Bauchumfang.
> Die erste 30 für eine tägliche sportliche Freizeitaktivität von 30 Minuten.
> Die zweite 30 für die Tageszufuhr von 30 Gramm Ballaststoffen.

Natürlich dürfen Sie auch mehr tun. Aber bereits mit dem 5-5-30-30-Konzept sinkt die Wahrscheinlichkeit für den Typ-2-Diabetes drastisch; die Faktoren des Metabolischen Syndroms werden erheblich reduziert. Aber Sie müssen am Ball bleiben, wenn Sie nachhaltig etwas verändern wollen. .

Dauerhafte Ernährungsumstellung statt rigider Diäten

Um die guten Vorsätze in die Tat umzusetzen und die Cholesterinwerte ganz bewusst nach unten zu bringen, braucht es eine bewusste Auswahl an Lebensmitteln. Welche die Blutfettwerte am meisten beeinflussen, erfahren Sie ab Seite 44. Haben Sie zudem bereits einen erhöhten BMI (siehe Seite 33), muss die Ernährung außerdem vor allem energiereduziert (kalorienarm) sein, aber auch fett- und kohlenhydratgesund. Dies bedeutet im Hinblick auf die drei Hauptnährstoffe:

> Bevorzugen Sie bei den Kohlenhydraten Gemüse, Hülsenfrüchte, Obst und Getreideprodukte aus vollem Korn.
> Sparen Sie an gesättigten Fetten und greifen Sie stattdessen zu pflanzlichen und tierischen Lieferanten von Omega-3-Fettsäuren (siehe Seite 29 f.).
> Achten Sie außerdem auch bei Eiweißlieferanten auf versteckte Fette (zumal diese oft vor allem gesättigte Fettsäuren enthalten wie zum Beispiel Käse).

Wie beim Sport und der Bewegung helfen jedoch auch beim Ernährungsverhalten keine noch so guten Vorsätze, wenn sie an der

TIPP

Vielen Menschen gelingt es leichter, ihre guten Vorsätze umzusetzen, wenn sie Rückhalt in einer Gruppe oder bei einem Experten finden. Im Internet oder in regionalen Anzeigenblättern finden Sie sicher schnell Gleichgesinnte.

Realität vorbeigehen. Sie werden weder in einer Woche zum Ausdauersportler noch zum überzeugten Gemüsefan. Je strenger die anfängliche Ernährungsumstellung, desto unwahrscheinlicher ist es, diese auf Dauer durchzuhalten. Das belegen vor allem Studien zur Gewichtsreduktion: Sie zeigen eindeutig, dass der Erfolg beim Abnehmen weniger von einem bestimmten Programm abhängt als von der Tatsache, ob man die Programminhalte langfristig akzeptieren und so auf Dauer am Ball bleiben kann. Dasselbe gilt auch bei der generellen Ernährungsumstellung.

Vollwertige und abwechslungsreiche Ernährung

»Alles was wir essen, wirkt auf den Körper und verändert ihn, und von diesen Veränderungen hängt das ganze Leben ab.« Diese medizinische Weisheit, die durchaus den aktuellen Vorstellungen entspricht, formulierte der griechische Arzt Hippokrates bereits vor mehr als 2000 Jahren. Dagegen gelten die pauschalen Empfehlungen der 1980er Jahre wie die Slogans »Gesund durch weniger Cholesterin« und »Fett macht krank« schon heute als veraltet. Statt bestimmte, angeblich ungesunde Nahrungsmittel wie Eier und Fleisch grundsätzlich zu verbieten, sollte eine moderne Ernährung nämlich gleichzeitig gesund, schmackhaft und abwechslungsreich sein. Denn da der Mensch regelmäßig essen muss (und soll), wäre es für die Gesundheit fatal, wenn er die Freude am Essen verlieren würde.

Nutzen Sie die Vielfalt

Lebensmittel unterscheiden sich von Medikamenten in einem ganz wichtigen Punkt: Sie haben bei der Lebensmittelauswahl die Möglichkeit, auf Ihre individuellen Bedürfnisse und Ihr persönliches Geschmacksprofil einzugehen. Ein klarer Vorteil, denn Gesundheit definiert sich immer mehrdimensional und schließt insbesondere das subjektive Wohlbefinden mit ein. Einseitige Diäten und ein »Essen ohne Genuss« dagegen machen eher krank als gesund, da sie in der Regel kein positives Gefühl vermitteln. Abgesehen davon steigt infolge des ungeliebten Jojo-Effekts das Gewicht schnell wieder an – und damit auch das Krankheitsrisiko.

EIER SIND BESSER ALS IHR RUF

Eier galten lange als »Cholesterinmäster« schlechthin. Heute weiß man jedoch, dass das ebenfalls im Ei enthaltene Lecithin die Cholesterinaufnahme im Darm deutlich senkt. Wer sich ansonsten ausgewogen ernährt, braucht daher auf das Frühstücksei nicht verzichten.

Lebensmittel als natürliche »Cholesterinkiller«

Zwar verhindert eine ausgewogene, gesunde Ernährung nicht unbedingt Krankheiten. Sie kann aber dazu beitragen, Risikofaktoren zu reduzieren, und so dabei helfen, im Rahmen der individuellen Veranlagung länger gesund zu bleiben. Denn wissenschaftliche Erkenntnisse bestätigen, dass schmackhafte oder wegen ihrer Farbe oder ihres Geruchs attraktive Lebensmittel wie Tomaten, Artischocken, Brokkoli, Knoblauch oder Olivenöl zahlreiche gesundheitsfördernde Inhaltsstoffe enthalten.

Eins ist unumstritten: Ernährungsumstellung und vermehrte körperliche Aktivität führen nachweislich zu einer verbesserten Einstellung der verschiedenen Cholesterinanteile. Der LDL-Wert kann allein dadurch um 7 bis 15 Prozent sinken, der HDL-Wert im Gegenzug um 5 bis 15 Prozent ansteigen. In einigen Fällen jedoch reichen diese Verbesserungen nicht aus, um die Fettstoffwechselwerte in den Zielbereich zu bringen. Daher wurde in den letzten Jahren gezielt nach Nährstoffen geforscht, die den Cholesterinspiegel noch weiter senken und so Fettstoffwechselstörungen und deren Folgen vermeiden beziehungsweise positiv beeinflussen sollen. Aus medizinischer und therapeutischer Sicht muss man dabei streng zwischen wirksamen, zweifelhaften und unwirksamen – zum Teil sogar gesundheitsschädlichen Wirkstoffen – unterscheiden.

> Zu den gesicherten und wirksamen Ansätzen zählen: Pflanzliche Sterine und Stanole, Sojaprodukte, Kakaoöl und -pulver, Nüsse und Mandeln, Ballaststoffe und Pflanzenfasern sowie Fischöl (siehe Seite 44 ff.). Sie sind anders als Medikamente zwar nicht substanzspezifisch, wirken aber über »natürliche«, meist komplexe Prinzipien. Sie beeinflussen die Cholesterin- und Fettproduktion in der Leber, reduzieren die Cholesterin-

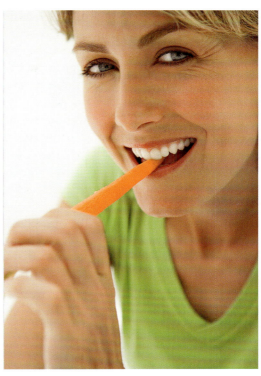

Gemüse ist reich an Ballaststoffen und Pflanzenfasern, die sich positiv auf den Cholesterinspiegel auswirken. Es sollte daher möglichst oft auf dem Speiseplan stehen.

aufnahme sowie die Rückresorption im Darm und verstärken die Bildung und Ausscheidung von Gallensäuren.

> Von den zweifelhaften Substanzen oder vermeintlichen Wirkstoffen (siehe ab Seite 51f.) dagegen erreicht keine auch nur annähernd eine kontrollierte Cholesterinsenkung von mehr als 3 Prozent. Hinzu kommt, dass sich die Mittel häufig gar nicht in den Ernährungsalltag einbauen lassen. Für die in den meisten Fällen über das Internet vertriebenen Nahrungsergänzungsmittel fehlt zudem nicht selten die therapeutische Sicherheit – dies gilt besonders für mögliche Nebenwirkungen in Kombination mit pharmazeutischen Wirkstoffen.

Lebensmittel und Wirkstoffe mit nachgewiesen cholesterinsenkendem Effekt

Im Nachfolgenden erfahren Sie, welche Lebensmittel beziehungsweise welche darin enthaltenen Wirkstoffe den Cholesterinwert im Blut nachweislich senken und somit Fettstoffwechselstörungen positiv beeinflussen können.

Pflanzliche Sterine und Stanole

Pflanzliche Sterine und Stanole sind in ihrer Struktur dem Cholesterin verwandte Pflanzenwachse. Sie werden chemisch auch Phytosterine und Phytostanole genannt und können den Cholesterinspiegel nachweislich senken. Denn aufgrund ihrer dem Cholesterin sehr ähnlichen chemischen Struktur blockieren sie teilweise die Aufnahme (Absorption) von Cholesterin im Darm.

Sterine sind Bestandteile pflanzlicher Zellmembranen und kommen natürlicherweise in Früchten, Gemüse, Nüssen, Samen, Hülsenfrüchten und Pflanzenölen vor. Stanole werden entsprechend in geringeren Spuren in pflanzlichen Lebensmitteln vorgefunden. Besonders reich an Phytosterinen sind Sonnenblumenkerne (etwa 0,5 Gramm/100 Gramm) und Sesamsaaten (etwa 0,7 Gramm/100 Gramm).

Im Durchschnitt nehmen wir mit der Nahrung täglich etwa 20 bis 50 Milligramm Stanole und 150 bis 300 Milligramm Sterine auf. Klinische Effekte im Sinne einer wirksamen Cholesterinsen-

---

ENTSPANNEN TUT GUT
Dauerstress wirkt über Stresshormone negativ auf den Cholesterinspiegel. Zudem sorgt er dafür, dass der Puls ständig rast und der Blutdruck steigt, schädigt so die Gefäße und erhöht das Risiko für Herz-Kreislauf-Erkrankungen.

kung werden dadurch noch nicht beobachtet. Verschiedene kontrollierte Studien haben nachgewiesen, dass erst eine Dosis von 2 bis 3 Gramm pro Tag das LDL-Cholesterin um 6 bis 15 Prozent senken (HDL-Cholesterin und Triglyzeridspiegel werden nicht beeinflusst). Nach den Empfehlungen des Wissenschaftlichen Lebensmittelausschusses der EU sollte diese Tagesdosis nicht überschritten werden, auch wenn zur Frage nach möglichen klinisch relevanten Nebenwirkungen oder Veränderungen von Laborparametern entsprechende Studien zurzeit noch fehlen.

Da pflanzliche Sterine und Stanole gut fettlöslich sind, reichert die Lebensmittelindustrie auch Margarine, Sojaprodukte, Milch und Joghurt mit ihnen an. Die EU-Kommission hat zudem den Zusatz auch für Fruchtgetränke auf Milchbasis, Sojagetränke, Gewürze und Salatsaucen zugelassen. Man kann also davon ausgehen, dass das Angebot im Handel noch größer wird. Allerdings sind mit Phytosterinen angereicherte Lebensmittel grundsätzlich nur für Personen mit erhöhtem LDL-Cholesterinspiegel sinnvoll. Deshalb schreibt die Lebensmittelkennzeichnung ausdrücklich vor, dies auf der Verpackung entsprechend zu vermerken.

GU-ERFOLGSTIPP

ACHTEN SIE AUF DIE VITAMIN-ZUFUHR

Phytosterine und -stanole können die Konzentration von Alpha- und Betakarotin (Vorstufe des Vitamins A) im Körper je nach Dosis um 12 bis 19 Prozent vermindern. Denn beide werden als fettlösliche Nahrungsbestandteile über ähnliche Mechanismen wie Cholesterin aus dem Darm resorbiert. Folgen Sie daher den Empfehlungen der EU-Kommission, wenn Sie pflanzliche Sterine oder Stanole einnehmen: Essen Sie reichlich dunkelgrünes, gelbes und orangefarbenes Obst und Gemüse. Sie sind besonders reich an den genannten Mikronährstoffen.

Sojaprodukte

Die amerikanische Expertenkommission zur Senkung erhöhter Cholesterinwerte (NCEP ATP III) empfiehlt eine Zufuhr von 25 bis 40 Gramm Sojaprotein pro Tag. Sie stützt sich dabei auf die Analyse von 16 gut kontrollierten Studien, die nach vermehrter Zufuhr von Sojaprotein eine durchschnittliche Absenkung des LDL-Cholesterins um 5 Prozent nachgewiesen haben. Auch eine neuere Untersuchung aus dem Jahr 2007 ergab, dass der Effekt von solchem Sojaprotein, das besonders reich an Isoflavonen ist, den LDL-Wert durchaus um 5 Prozent senken kann. Enthält das

Sojaprotein dagegen nur wenig Isoflavone, sinkt der LDL-Spiegel nur um weniger als 3 Prozent.

Warum der Cholesterinspiegel durch das Sojaprotein überhaupt nach unten geht, ist noch nicht bekannt. Vermutlich spielt dabei auch eine Rolle, dass Menschen, die regelmäßig entsprechende Produkte essen (zum Beispiel Tofu) weniger tierisches Eiweiß verzehren – und damit zugleich weniger tierische Fette (gesättigte Fettsäuren) zu sich nehmen. Dies könnte auch der Grund sein, dass in Vergleichsgruppen bei Abnehmstudien diejenigen Menschen mehr Gewicht verloren, die bei gleicher Kalorienmenge statt tierischen Eiweißes Sojaprotein aßen.

Kakaoöl und Kakaopulver

Auch Kakaoöl und Kakaopulver sowie dunkle Schokolade (Kakaoanteil über 70 Prozent) sind reich an biologisch wirksamen Bestandteilen und sekundären Pflanzenstoffen wie Flavonoiden und Polyphenolen. Beide sind daher ebenfalls in der Lage, das Cholesterin zu senken und die Blutfette zum Positiven zu beeinflussen. Bei regelmäßigem Verzehr – etwa ein bis vier Wochen am Tag je 20 bis 35 Gramm Kakaopulver oder 2 Riegel bittere Scho-

TOFU

Tofu eignet sich als Ersatz für Fleisch, Geflügel und Fisch, fein gewürfelt ersetzt er auch Ei (zum Beispiel im Salat). Dabei ist Räuchertofu von sich aus aromatischer als der unbehandelte »Klassiker«, den Sie jedoch vielfältig würzen können. Der besonders weiche Seidentofu lässt sich pürieren und in der Küche statt Mayonnaise, Crème Fraîche oder Sauerrahm verwenden.

GU-ERFOLGSTIPP SO NASCHEN SIE OHNE SCHLECHTES GEWISSEN

Sie essen gerne Schokolade? Kein Grund für ein schlechtes Gewissen. Im Gegenteil: Dunkle Schokoladensorten und Kakaobohnen haben sogar einen positiven Einfluss auf den Fettstoffwechsel. Wenn Sie sich ansonsten ausgewogen ernähren, dürfen Sie deshalb 35 Gramm am Tag naschen. Je höher dabei der Anteil an Kakaobutter, desto besser. Greifen Sie daher zu Produkten mit mindestens 70 Prozent Kakao. Ein weiterer Vorteil der Bitterschokolade: Sie hat zwar nicht weniger Kalorien als die Vollmilchvariante. Aber weil der Geschmack viel intensiver ist, reicht bereits ein kleines Stückchen für den vollen Schokogeschmack. Das ist gut fürs Blut und für die Figur.

kolade – sinkt das LDL-Cholesterins um zirka 5 Prozent, während das HDL-Cholesterin um rund 10 Prozent steigt. Gleichzeitig bessert sich die Neigung der Blutplättchen zu verklumpen, wodurch das Blut besser fließt.

Nüsse und Mandeln

Ausgedehnte Bevölkerungsstudien haben gezeigt, dass Menschen, die viele Nüsse und/oder Mandeln essen, einen deutlich niedrigeren Cholesterinspiegel aufweisen und seltener an einem Herzinfarkt sterben. Klinische Untersuchungen konnten diese Ergebnisse bestätigen – mehr noch: Die Wissenschaftler beobachteten neben dem sinkenden Gesamt- und LDL-Cholesterin auch einen Abfall der Triglyzeride sowie einen Anstieg des HDL-Cholesterins. Je nach Studienteilnehmer, Nusssorte und Dosierung sank der Wert des Gesamtcholesterins um bis zu 16 Prozent, der des LDL-Cholesterins um bis zu 19 Prozent und der Triglyzeridespiegel um bis zu 15 Prozent. In fünf Studien führte der erhöhte Nussverzehr gleichzeitig zu einer Zunahme des HDL-Cholesterins von bis zu 8 Prozent. Die Versuchspersonen aßen dabei meist an mindestens fünf Tagen pro Woche jeweils 50 und 100 Gramm Nüsse. Dabei ließ sich eine Verbesserung des Lipidprofils schon bei 20 Gramm und weniger pro Tag nachweisen, obschon das LDL-Cholesterin dann in geringerem Maße absank.

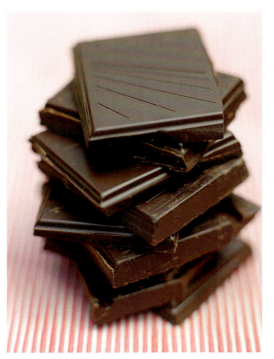

Bis zu 100 Prozent Kakao: je dunkler die Schokolade, umso besser für die Blutfette.

Diese positiven Effekte schreiben Ärzte vor allem der günstigen Fettsäurezusammensetzung von Nüssen zu (wenig gesättigte Fette, viele einfach und mehrfach ungesättigte Fettsäuren). Insbesondere den hohen Anteil an einfach ungesättigten Fettsäuren erachten sie als positiv – vor allem wenn sie im täglichen Speiseplan auch noch gesättigte Fette tierischen Ursprungs ersetzen.

Zwar führen Kritiker immer wieder an, dass Nüsse wahre Kalorienbomben sind (tatsächlich enthalten sie 500 bis 700 Kilokalorien

MACADAMIANÜSSE

Obwohl Macadamianüsse den höchsten Anteil einfach ungesättigter Fettsäuren aufweisen, senkt ihr Konsum den Cholesterinspiegel nicht konstant. Möglicherweise spielt daher auch der Gehalt an mehrfach ungesättigten Fettsäuren beziehungsweise das Verhältnis einfach zu mehrfach ungesättigten Fettsäuren eine Rolle.

pro 100 Gramm). Nussliebhaber verzichten aber wohl anderweitig auf Kalorien. Denn keine Studie ergibt, dass bei regelmäßigem Nusskonsum – sofern dieser die empfohlenen Mengen nicht überschreitet – das Körpergewicht nach oben steigt.

Ballaststoffe und Pflanzenfasern

Ballaststoffe kommen als unverdauliche Nahrungsbestandteile vorwiegend in pflanzlichen Lebensmitteln vor. Sie können durch die Verdauungsenzyme im Dünndarm nicht zerlegt und daher nicht vom Stoffwechsel aufgenommen werden, sondern werden unverdaut wieder ausgeschieden.

Dass Ballaststoffe das LDL-Cholesterin und somit das Risiko für koronare Herzkrankheiten senken, ist seit vielen Jahren bekannt: Im Durchschnitt kann durch eine zusätzliche Aufnahme von 5 bis 10 Gramm Ballaststoff pro Tag der LDL-Spiegel um 5 Prozent gesenkt werden. In Kombination mit einer kalorien- und fettreduzierten Ernährung sowie vermehrter körperlicher Aktivität kommt es sogar zu einer Senkung von 25 Prozent.

Darüber hinaus haben Ballaststoffe noch weitere Gesundheitsvorteile. Sie helfen durch ihre sättigende Wirkung, die Kalorienaufnahme zu reduzieren und unterstützen dadurch die Gewichts-

LÖSLICHE UND UNLÖSLICHE BALLASTSTOFFE

Ballaststoffe werden nach ihrem Lösungsverhalten als wasserunlösliche Ballaststoffe (etwa Zellulose, Lignin im Weizen und Mais) und wasserlösliche Ballaststoffe (beispielsweise Pektin und ß-Glukan in Äpfeln, Gemüse, Hülsenfrüchten und Haferprodukten) unterschieden. Letztere haben über die Bindung freier Gallensäuren im Dünndarm und deren damit verbundene Ausscheidung mit dem Stuhl eine direkte cholesterinsenkende Wirkung.

Weil eine ballaststoffreiche Ernährung in der Regel gleichzeitig aus Lebensmitteln mit einem geringen Gehalt an gesättigten Fetten und Cholesterin besteht, unterstützt sie aber auch indirekt das Absinken des Cholesterinspiegels.

abnahme. Durch eine verzögerte Glukoseresorption (Aufnahme des Nahrungszuckers ins Blut) senken sie das Blutzuckerprofil bei Diabetikern und vermindern die Insulinresistenz. Nicht zuletzt wirken Ballaststoffe insgesamt verdauungsfördernd und helfen so, Magen-Darm-Erkrankungen wie Verstopfung, Hämorrhoiden und Darmkrebs vorzubeugen. Positiver Nebeneffekt: Je ballaststoffreicher eine Mahlzeit ist, desto länger bleibt sie im Magen – und hält entsprechend länger satt.

Als ballaststoffreiche Lebensmittel stehen vor allem Gemüse, Obst (in besonderem Maße Trockenfrüchte), Nüsse und Getreideprodukte (insbesondere Vollkornbrot, Vollkornreis und Vollkornnudeln sowie verschiedene Flocken und Müslimischungen) zur Auswahl. Getreideprodukte aus vollem Korn sind dabei am ehesten geeignet, eine ausreichende Ballaststoffaufnahme zu sichern. Einen besonders hohen Anteil an löslichen Ballaststoffen hat zum Beispiel Haferkleie. In Fleisch, Wurst, Fisch, Eiern, Milch und Milchprodukten, Zucker, Ölen und Fetten sind dagegen keine Ballaststoffe enthalten. Wenn Sie sich bewusst ballaststoffreich ernähren, verzichten Sie also automatisch auf viele derjenigen Lebensmittel, die das Cholesterin im Blut eher steigen lassen.

KLEIE

Wenn es Ihnen schwerfällt, ausreichend Ballaststoffe zu essen, reichern Sie Müslis, Suppen oder Säfte mit Kleie an. Dabei rechnen Sie pro Esslöffel Kleie 200 Milliliter Flüssigkeit; bei Weizenkleie sogar 250 Milliliter.

GU-ERFOLGSTIPP   BALLASTSTOFFREICHE NAHRUNGSERGÄNZUNGSMITTEL

Reicht die tägliche Kost nicht aus, das Ballaststoffsoll zu erfüllen, können Sie entsprechende Nahrungsergänzungsmittel oder Medikamente einnehmen. Im Handel sind dazu Produkte mit ß-Glukan, dem Fruchtmark des Johannisbrotbaums oder Flohsamenschalen erhältlich – eins dieser Flohsamenschalenpräparate ist sogar offiziell zur unterstützenden Behandlung leicht bis mäßig erhöhter Cholesterinwerte zugelassen (Sie erhalten es in der Apotheke). Die Europäische Arzneimittelbehörde empfiehlt eine Tagesdosis von 7 bis 20 Gramm. Bei höherer Dosierung können Nebenwirkungen wie Blähungen, Völlegefühl oder Verstopfung auftreten.

Wertvolle Omega-3-Fettsäuren		
Gehalt an Omega-3-Fettsäuren in verschiedenen Fischarten		
Fischart	**Gehalt an Omega-3-Fettsäuren**	
	g (EPS+DHS)/100 g Fisch	
Hering	1,7–1,8	
Lachs	1,0–1,8	
Forelle	0,8–1,0	
Makrele	0,3–1,6	
Heilbutt	0,4–1,0	
Thunfisch	0,3–0,7	

Omega-3-Fettsäuren und Fischöl

Das Öl von Kaltwasserfischen enthält im Vergleich zu anderen Lebensmitteln größere Mengen der Omega-3-Fettsäuren Eicosapentaensäure (EPS) und Docosahexaensäure (DHS). Beide haben einen nachgewiesenen Effekt auf Triglyzeride, da sie den Stoffwechsel der VLDL-Partikel in der Leber beeinflussen. Sie senken somit nicht nur den Triglyzeridwert, sondern auch das »Nicht-HDL-Cholesterin«, also die Summe an VLDL- und LDL-Cholesterin (siehe auch Seite 10).

Eine effektive Senkung der Blutwerte lässt sich allerdings nur mit speziellen Omega-3-Konzentraten (beispielsweise Omega-3-Säurenethylester) erreichen, von denen wiederum eine tägliche Dosis von 2 bis 4 Gramm notwendig ist. Die von der DGE empfohlenen zwei Fischmahlzeiten pro Woche zielen daher nicht primär auf die triglyzeridsenkende Wirkung der wertvollen Fischöle ab, sondern eher auf den allgemeinen gesundheitsfördernden Aspekt der Omega-3-Fettsäuren sowie auf die Verbesserung des individuellen Fettsäuremusters in der Ernährung.

Bringt mehr auch mehr?

Da die cholesterinsenkende Wirkung der auf den vorangegangenen Seiten angeführten Lebensmittel und Inhaltsstoffe zum Teil sehr unterschiedlich ist, haben Wissenschaftler untersucht, ob die Kombination verschiedener Stoffgruppen nicht noch einen stärkeren Einfluss auf den Cholesterinspiegel haben könnte. Schließlich ist rein rechnerisch bei gleichzeitigem Einsatz der verschiedenen Nährstoffgruppen ein Absinken des LDL-Wertes um mindestens 25 Prozent zu erwarten. Und in der Tat hat die kanadische Arbeitsgruppe um David Jenkins anhand einer sogenannten Portfoliodiät gezeigt, dass die gleichzeitige vermehrte Zufuhr von Phytosterinen, Sojaprotein, Mandeln und Ballaststoffen den LDL-Cholesterinspiegel um 35 Prozent senken konnte.

WIRKUNG AUF DIE LDL-REDUKTION

Reduktion gesättigter Fettsäuren (‹ 7 Prozent):	8–10 Prozent
Reduktion des Nahrungscholesterins (‹ 200 mg):	3–5 Prozent
Zufuhr pflanzlicher Sterine/Stanole (2 g/Tag):	6–15 Prozent
Vermehrte Zufuhr von Sojaprotein:	3–5 Prozent
Vermehrter Konsum von Nüssen:	2–19 Prozent
Vermehrte Zufuhr von Ballaststoff (›15 g/Tag):	3–5 Prozent

Auch wenn dieser Effekt auf der Basis einer fett- und cholesterin-reduzierten Ernährung beruht, die im Rahmen der Studie an die Kontrollgruppe verabreicht wurde: Bei einer Reduktion des LDL-Cholesterins von 12 Prozent über die Nahrung verbleibt rein rechnerisch noch immer ein »Nettoeffekt« von immerhin 23 Prozent – eine Wirkung, die mit einer niedrig dosierten medikamentösen Therapie (20 mg Lovastatin) durchaus vergleichbar ist. Dies lässt hoffen, dass für viele Menschen mit Fettstoffwechselstörungen eine diätetische Behandlung ausreichend sein kann – zumindest bei nur mäßig erhöhten LDL-Cholesterinwerten. Je nach individuellem Schweregrad der Fettstoffwechselstörung – und auch dann, wenn andere Risikofaktoren bestehen (beispielsweise nach einem Herzinfarkt) – reichen diese Maßnahmen allein aber leider nicht aus.

Lebensmittel und Wirkstoffe mit ungesichertem Effekt

Es gibt neben den (wissenschaftlich nachweislich) bewährten Wirkstoffen und Lebensmitteln aber auch solche, denen eine cholesterinsenkende oder das Fettstoffwechselprofil günstig beeinflussende Wirkung nachgesagt wird, obwohl nur unsichere und für den therapeutischen Einsatz nicht ausreichend gesicherte Daten vorliegen.

Auch wenn Patienten mit Fettstoffwechselstörungen gerne und oft auf diese Produkte zugreifen: Die erhoffte günstige Stoffwechselumstellung ist zweifelhaft und für Arzt und Betroffene nicht

SCHLEMMEN OHNE REUE?

Lassen Sie sich nicht von vielversprechenden Werbeslogans hinters Licht führen. Die wenigsten natürlichen Anticholesterinmittel halten, was sie so vollmundig versprechen.

kontrollierbar. Als Ersatz für geprüfte Medikamente sind diese Produkte daher nicht geeignet. In manchen Fällen besteht sogar die Gefahr einer Gesundheitsschädigung, da sie mitunter unerwünschte Zusatzstoffe oder Verunreinigungen enthalten.

Artischocke

Wie der Knoblauch (siehe Seite 54) gehört auch die Artischocke aufgrund ihres hohen Gehalts an sekundären Pflanzenstoffen zu den besonders gesunden Lebensmitteln; dementsprechend häufig sollte sie auf dem Speiseplan stehen. Im Handel werden aber auch Extrakte aus den Blättern mit dem Prädikat »Cholesterin senkend« beworben und angeboten – dabei liegen keinerlei Studien zum Gesundheitswert oder zur kontrollierten Cholesterinsenkung von Artischocken vor. Experimentelle Untersuchungen an Leberzellen von Ratten zeigen zwar für die Wirkstoffe der Artischockenblätter eine reduzierte Cholesterinsynthese. Dieser Befund allein lässt sich allerdings nicht ohne Weiteres auf den Verzehr sowie den menschlichen Stoffwechsel übertragen.

Chicoree

Chicoree ist als Salat- und Grünpflanze ebenfalls reich an sekundären Pflanzenstoffen. Zudem enthält er Bitterstoffe, welche die Verdauung fördern und den Gallenstoffwechsel anregen. Somit besteht tatsächlich ein Bezug zwischen dem Verzehr und der vermehrten Ausscheidung von Gallensäuren (und dem darin enthaltenen Cholesterin). Eine kontrollierte Cholesterinsenkung ist allein mit der Pflanze allerdings nicht möglich.

Fettbinder (Chitosan)

Chitosan, eine Glycoproteinfaser aus dem Chitinpanzer von Schalentieren wie Hummer, Krebsen, Garnelen und Krabben, ist zu Pulver zermahlen in Kapselform sowie als Pressling im Handel erhältlich. Als natürlich vorkom-

---

HEILSTOFFE AUS DER NATUR
Anders als bei chemisch definierten Medikamenten lässt sich die Wirkung von pflanzlichen Heilmitteln nur schwer für eine kontrollierte Maßnahme anwenden – in diesem Fall zur Senkung von Blutfetten bei einer diagnostizierten und therapiebedürftigen Fettstoffwechselstörung. Problematisch wird es erst recht, wenn entsprechende Pflanzenbestandteile in Kapselform die Wirkung des eigentlichen Nahrungsmittels erreichen sollen.

mende Substanz zählt es zu den Lebensmitteln beziehungsweise Nahrungsergänzungen. Laut unterschiedlicher Herstellerangaben bindet 1 Gramm Chitosan 6 bis 10 Gramm Fett. Theoretisch könnten Sie so entsprechend der empfohlenen Tagesdosis von bis zu vier Kapseln à 500 Milligramm etwa 20 Gramm Fett beziehungsweise rund 200 Fettkalorien aus der Nahrung »abziehen«; die Chitosan-Fett-Mischung würde dann unverdaut ausgeschieden.

Leider liegen jedoch keine ausreichend kontrollierten Studien zur Fettbilanz vor. Zudem weiß man, dass die im Labor und im Reagenzglas aufgezeigte Fettbindung ihre Wirkung im menschlichen Darm nur teilweise erreicht. Ohne eine damit einhergehende Veränderung des Ernährungsverhaltens ist deshalb kaum mit einer dauerhaften Gewichtsreduktion zu rechnen. Zur gezielten Senkung erhöhter Cholesterin- beziehungsweise LDL-Cholesterinwerte sind Fettbinder nicht geeignet.

Gewürze und Kräuter

Leber und Darm stehen bei der Bekämpfung von erhöhten Cholesterinwerten im Mittelpunkt der möglichen Therapieansätze. Daher liegt es nahe, dass Gewürze und Kräuter, die seit jeher zu Heilzwecken und zur geschmacklichen Aufbereitung von Speisen benutzt werden, über diese Organe einen positiven Einfluss auf den Cholesterinstoffwechsel haben könnten. Doch wenngleich man von einer möglichen Wirkung ätherischer Öle auf den Leberstoffwechsel ausgehen kann: Gewürze oder Kräuter, die eine spezifische Wirkung auf die Cholesterinsynthese haben, sind bis heute leider nicht bekannt. Gleichwohl können manche Kräuter und Gewürze grundsätzlich zur Cholesterinsenkung beitragen: Sie regen sowohl die Gallensekretion als auch die Entleerung der Gallenblase an und begünstigen damit die Ausscheidung von Cholesterin im Darm. Sie beschleunigen die Darmpassage des Stuhls und beeinflussen somit auch die Verweildauer und Rückresorption von Cholesterin günstig.

Zu den verdauungsfördernden Gewürzen und Kräutern zählen: Chili, Fenchel, Ingwer, Koriander, Kümmel, Kurkuma (Gelbwurz; Hauptbestandteil von Curry), Majoran, Muskat, Salbei, Thymian,

---

GU-ERFOLGSTIPP
WÜRZEN SIE KREATIV

Wenn Sie neben erhöhten Blutwerten auch an Bluthochdruck leiden und daher wenig Salz essen dürfen, sind frische Kräuter und Gewürze doppelt wertvoll, weil sie allen Speisen ein unvergleichliches Aroma verleihen. Lassen Sie beim Würzen dagegen besser die Hände von handelsüblichen Suppenwürfeln – auch wenn sie auf Gemüsebrühe basieren. Denn fast alle enthalten reichlich Salz sowie gehärtetete Fette.

Wermut und Zimt. Sie alle verleihen Speisen nicht nur einen gewissen kulinarischen Pfiff, sondern haben auch eine gesundheitsfördernde, allerdings unspezifische Wirkung; eine kontrollierte, also dosisabhängige Wirkung auf den Cholesterinspiegel kann man ihnen nicht zusprechen. Zudem sollte man sie abwechselnd und nur in geringen Dosen verwenden.

Grapefruit

Die herb-bittere Zitrusfrucht wird immer wieder als Cholesterinsenker empfohlen – sei es als ganze Frucht, als Saft oder als Wirkstoff in Nahrungsergänzungsmitteln. Unabhängig von der Darreichungsform schreibt man die positive Wirkung auf den Fettstoffwechsel dem Grapefruitpektin zu. Allerdings sind die Daten hierzu dürftig und lassen vermuten, dass nicht eine fruchtspezifische, sondern nur eine allgemein nachzuweisende cholesterinsenkende Wirkung vorliegt (diese gilt auch für alle anderen Pektine, beispielsweise für Apfelpektin).

Was jedoch interessant ist: Grapefruitsaft verändert bei gleichzeitigem Verzehr von Statinen (siehe Seite 19) deren Stoffwechsel in Darm und Leber so, dass die Medikamente stärker wirken. Doch auch dieser Effekt darf nicht mit einer fruchtspezifischen Wirkung verwechselt werden, die zur kontrollierten Senkung erhöhter Cholesterinwerte verwendet werden kann.

Knoblauch

Immer wieder hört man, dass der Verzehr von 4 Gramm Frischknoblauch pro Tag – diese Menge entspricht etwa einer normal großen Knoblauchzehe – den Cholesterinspiegel um 5 bis 10 Prozent senken soll. Tatsächlich gehört Knoblauch wegen seiner vielfachen bioaktiven Wirkung zweifelsfrei zu den gesunden Nahrungsmitteln. Ob er aber tatsächlich das Cholesterin senken kann, ist nach neueren Erkenntnissen allerdings fraglich: Kontrollierte Studien mit zufällig ausgesuchten Patienten konnten diese Wirkung nicht bestätigen. Nach derzeitigem Wissensstands gibt es zudem keine Daten, dass Kapselpräparate wirksamer wären als frischer Knoblauch.

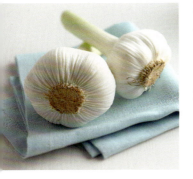

Keine Frage: Knoblauch ist gesund. Gegen den Geruch helfen ein paar Blättchen frische Petersilie.

Mispeln

Die Früchte des Mispelbaums sind reich an sekundären Pflanzenstoffen – allem voran an Pektin. Sie eignen sich daher als Naturheilmittel bei entzündlichen Darmerkrankungen und auch zur Cholesterinsenkung; schließlich führen Sie Ihrem Körper schon mit drei bis vier der leuchtend orangefarbenen Früchte zirka 15 Gramm des für die Cholesterinsenkung verantwortlichen Pektins zu. Wie bei anderen Obst- und Gemüsesorten mit hohem Pektinanteil ist diese Wirkung jedoch nicht spezifisch, sondern nur auf die Eigenschaft des Pektins und die damit veränderte Cholesterinbilanz im Darm zurückzuführen (siehe auch Seite 54).

Policosanol

Policosanol ist eine aus Zuckerrohr gewonnene und von der kubanischen Medizinforschung entwickelte Mischsubstanz, die bereits in verschiedenen, vorrangig asiatischen und südamerikanischen Bevölkerungsgruppen auf ihre blutfettsenkende Wirkung untersucht wurde. Danach soll Policosanol den Gesamt- und LDL-Cholesterinspiegel vergleichbar deutlich senken wie Statine (siehe Seite 19) und zudem eine beachtliche HDL-Cholesterinerhöhung erzielen. Klingt gut, einem internationalen Standard allerdings halten diese Studien nicht stand, da sie sichere Daten zur Toxikologie (Lehre von den Giftstoffen) sowie die für Medikamente geforderten Ergebnisse einer Dosis-Wirkung-Beziehung vermissen lassen. Trotzdem wird die Substanz im Internet wie ein Medikament angeboten und als ebenso wirksamer wie bewährter Lipidsenker vermarktet. Dabei ist sie als Ersatz für geprüfte, in Deutschland zugelassene Medikamente nicht geeignet. Vielmehr wurde der anfängliche Versuch, das Mittel in Deutschland als Medikament zuzulassen, gestoppt. Es ist also Vorsicht geboten.

Rotes Reismehl (Red yeast rice)

Wie Policosanol (siehe oben) ist auch dieses fermentierte und mit Pilzsporen (Monacus purpureus) rot gefärbte Reisprodukt aus China, Taiwan oder Singapur in Deutschland nicht als Medikament zugelassen, sondern primär für den Küchengebrauch ge-

GESUNDE FRÜCHTE
Die bei uns noch immer relativ unbekannten Mispeln sind reich an Kalium und Vitamin A – und wirken überdies harntreibend. Zum Verzehr die dünne Haut mit einem Messer abziehen und die großen Kerne entfernen.

dacht. Dennoch wird die Substanz im Internet als Lipidsenker vermarktet und wie ein Medikament gehandelt.

Aufgrund des Produktionsprozesses und der Inkubation mit dem genannten Pilz enthält der Reis tatsächlich nachweisbare Anteile des in der Natur vorkommenden Statins Mevinolin; seine cholesterinsenkende Wirkung ist daher nachvollziehbar. Anders als herkömmliche Statinmedikamente ist Rotes Reismehl aber hinsichtlich seines Mevinolingehalts nicht standardisiert. Als Ersatz für geprüfte, in Deutschland zugelassene Medikamente ist der Reis, wie auch die aus ihm hergestellten Nahrungsergänzungsmittel, daher nicht geeignet. Wegen möglicher gesundheitsschädigender Nebenwirkungen durch Pflanzenschutzmittel (etwa Pestizide) oder durch die toxische Wirkung von Pilzbestandteilen muss aus medizinischer Sicht sogar dringend vom Verzehr abgeraten werden.

Lebensmittel und Stoffe mit unwirksamem Ansatz

Der Vollständigkeit halber werden im Folgenden noch diejenigen Wirkstoffe und Lebensmittel genannt, denen immer wieder nachgesagt wird, sie könnten das Cholesterin senken oder das Fettstoffwechselprofil günstig beeinflussen – obwohl es dafür überhaupt keinen Anhaltspunkt, geschweige denn Nachweis gibt.

Algenextrakt (Spirulina)

Mit dem Werbespruch »Der natürliche Hungerblocker« werden spirulinahaltige Nahrungsergänzungsmittel mit unterschiedlicher Zusammensetzung vor allem über das Internet angeboten. Die grün gefärbten Tabletten sollen sowohl den Hunger unterdrücken als auch den Cholesterinspiegel senken. Zu beiden Aussagen liegen keine gesicherten und kontrollierten Daten vor. Die Gefahr von toxischen und allergischen Nebenwirkungen dagegen kann nicht ausgeschlossen werden.

Apfelessig

Wie Pu-Erh-Tee (siehe Seite 59) wird auch Apfelessig zur Fettverbrennung gelobt und für entsprechende Kuren empfohlen. Da

---

GU-ERFOLGSTIPP

ACHTUNG, WECHSELWIRKUNG

Wenn der Arzt Ihnen ein blutverdünnendes Mittel verschrieben hat, sollten Sie ihn unbedingt erst um Rat fragen, ehe Sie Spirulinaextrakte einnehmen. Das darin enthaltene Vitamin K kann die Wirksamkeit des Medikaments herabsetzen.

man während so einer Kur zwangsläufig auch das Ernährungsverhalten drastisch umstellen muss und auf »schädliche Lebensmittel« verzichtet, ist es durchaus möglich, dass sich der Stoffwechsel umstellt und das Gewicht sinkt. Dies hat allerdings rein gar nichts mit einer spezifischen Wirkung des Apfelessigs zu tun.

Avocado
Avocados sind zwar reich an ungesättigten Fettsäuren. Es ist jedoch nicht bekannt, dass sie eine fruchtspezifische Substanz mit cholesterinsenkender Wirkung enthalten. Zur kontrollierten Cholesterinsenkung eignen sich die Früchte daher nicht.

Blütenpollen
Blütenpollen und Produkte mit Gelee Royal (Futtersaft, mit dem Honigbienen ihre Königin aufziehen) sind in Deutschland als Nahrungsergänzungsprodukte im Handel – und immer wieder wird ihnen eine allgemein gesundheitsfördernde Wirkung nachgesagt. Der Cholesterinspiegel jedoch lässt sich mithilfe solche Produkte nicht senken.

Enzyme (Papain, Bromelain, Lysozym und andere)
Aus Teilen von Ananas, Kiwi und Papaya gewonnene Extrakte sollen die Fettverdauung im Darm durch die körpereigenen Enzyme unterbinden und zudem den Fettumsatz im Stoffwechsel anregen. In der Regel jedoch werden die mit der Nahrung zugeführten Enzyme bereits im Magen zerstört (denaturiert) und verlieren daraufhin ihre »Stoffwechselkräfte«. Eine Wirkung auf die Fettverbrennung, den Fettstoffwechsel oder eine Gewichtsreduktion ist nicht zu erwarten.

Kombucha
Kombucha ist ein Gärgetränk, das durch die Fermentierung von gesüßtem, meist grünem Tee hergestellt wird. Man sagt ihm immer wieder eine gesundheitsfördernde und cholesterinsenkende Wirkung nach; beide Thesen sind jedoch wissenschaftlich nicht belegt und daher nicht haltbar.

KOMBUCHA
Als fermentiertes Lebensmittel hat Kombucha möglicherweise probiotische Eigenschaften und eine positive Wirkung auf die Darmflora und Verdauung.

NEBENWIRKUNGEN DES L-CARNITINS

Eine »Überdosis« L-Carnitin (ab 3 Gramm) führt zu Erbrechen und Durchfall. Außerdem verliert der Körper mehr Flüssigkeit als normal, da die Substanz die Schweißproduktion ankurbelt. Wird dieser Verlust nicht ausgeglichen, kommt es zu weiteren Nebenwirkungen.

Konjugierte Linolsäuren

Die konjugierten Linolsäuren (CLA) stellen eine Gruppe mehrfach ungesättigter Fettsäuren dar. Nach kritischer Sichtung der vorliegenden Daten zu Wirkung und Nebenwirkungen von CLA kam die Deutsche Gesellschaft für Ernährung zu dem Schluss, dass im Hinblick auf eine Verringerung des Körperfettgehalts oder eine Gewichtsreduktion keine ausreichende Beweislage für die Wirksamkeit einer Supplementierung besteht. Im Gegenteil: Einige Studien zeigen sogar ungünstige Effekte auf das Cholesterinprofil. Zudem können bei einer anhaltenden Supplementierung von konjugierten Linolsäuren klinisch relevante Nebenwirkungen nicht ausgeschlossen werden, zum Beispiel Leberverfettung, Ausbildung einer Insulinresistenz und vermehrter Stress durch freie Radikale.

L-Carnitin

Zweifellos spielt L-Carnitin – eine natürliche vitaminähnliche Substanz – eine Rolle im Energiehaushalt, weil es unmittelbar am Fettstoffwechsel beteiligt ist. Dennoch erscheint eine Anreicherung von Lebensmitteln mit Carnitin zur Optimierung der Fettverbrennung und Verbesserung der Körperkomposition unsinnig. Selbst eine Supplementierung von 3 Gramm Carnitin pro Tag – ein Mehrfaches des normalen Tagesbedarfs – kann die Körperfettmasse nicht verändern.

Lakritz

Seine medizinische Bedeutung verdankt das Süßholz vor allem seiner seit Langem bekannten Wirkung als Mittel gegen Husten, Verstopfung und virusbedingte Schleimhautinfektionen sowie zur Wundheilung. Zudem enthält die Pflanze Phytoöstrogene (sekundäre Pflanzenstoffe mit östrogenähnlicher Struktur), die in den Haushalt der Steroidhormone eingreifen.

Abgesehen davon soll Lakritz angeblich auch die Cholesterinausscheidung beeinflussen, indem es auf die Gallenzusammensetzung wirkt. Einen nachweisbaren Effekt, dass dadurch der Cholesterinspiegel tatsächlich sinkt, gibt es jedoch nicht.

Maitakepilz

Die Wurzelgeflechte (Myzel) verschiedener Heilpilze kommen in Deutschland meist in Pulverform als Nahrungsergänzungsprodukte in den Handel oder werden im Internet, nachweislich auch über Briefkastenadressen, angeboten – unter anderem mit dem Versprechen, erhöhte Cholesterinwerte zu senken. Doch Vorsicht: In der Regel sind die Produkte und ihre Inhaltsstoffe nicht auf ihre Tauglichkeit als Lebensmittel geprüft; sie können zudem gesundheitsschädliche Verunreinigungen sowie Rückstände von Pestiziden aufweisen. Nicht zuletzt wurden bei Daueranwendung Nebenwirkungen wie Euphorie, Schlaflosigkeit, Nervosität, Bluthochdruck und Leberschäden beobachtet. Von der Einnahme wird daher dringend abgeraten.

MCT-Fette

Mittelkettige Triglyzeride (MCT-Fette) sind Fette mit Fettsäuren mittlerer Kettenlänge, die sich aufgrund ihrer physikochemischen Eigenschaften im Organismus anders verhalten als die üblichen langkettigen Nahrungsfette. Sie werden vom Darm unabhängig von Gallensäuren und fettspaltenden Enzymen aufgenommen und brauchen nicht über die Lymphe transportiert zu werden. So kommen sie auf direktem Wege zur Leber, wo sie als Energiequelle genutzt werden.

Es gibt keinerlei Hinweise darauf, dass MCT-Fette das LDL-Cholesterin senken. Vielmehr beschreiben einige Studien sogar negative Effekte auf die Blutfette wie die Erhöhungen des LDL-Cholesterins und der Triglyzeride.

Pu-Erh-Tee

Pu-Erh wird ebenso wie andere Teesorten (Mate, Lapacho und Grüner Tee) regelmäßig als wahrer Fatburner ausgelobt. Die fettverbrennende Wirkung soll zum einen über Inhaltsstoffe wie Koffein ausgehen, welches das sympathische Nervensystem aktiviert und so körpereigene Fette freisetzt. Zum anderen sollen die im Tee enthaltenen Antioxidanzien das Fett zum Schmelzen bringen. Entsprechende Aussagen sind wissenschaftlich nicht haltbar.

ABNEHMEN MIT MCT?
Nach Angaben der Deutschen Gesellschaft für Ernährung (DGE) sind MCT-Fette nicht zur dauerhaften Gewichtsreduktion geeignet. Sie haben zwar im Vergleich zu den üblichen Fetten einen um rund 10 Prozent niedrigeren Kaloriengehalt, führen aber bei dauerhaftem Einsatz zu Nebenwirkungen wie Völlegefühl, Sodbrennen, Erbrechen und Durchfall.

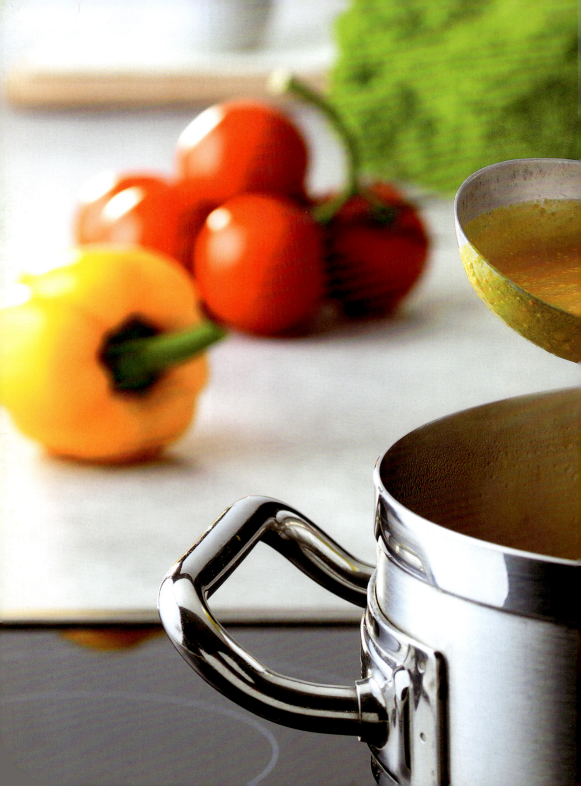

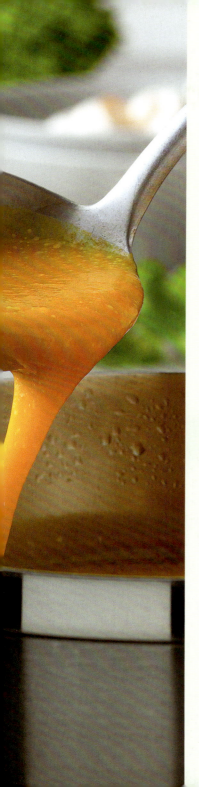

REZEPTE FÜR JEDEN GESCHMACK

Cholesterinarm, lecker und einfach in der Zubereitung – das sind die folgenden Rezepte. Mithilfe der farbigen Symbole können Sie dabei Ihre Mahlzeiten besonders fettgesund kombinieren.

Cholesterinclever kochen und genießen	62
Leckere Rezepte für die fettleichte Küche	70

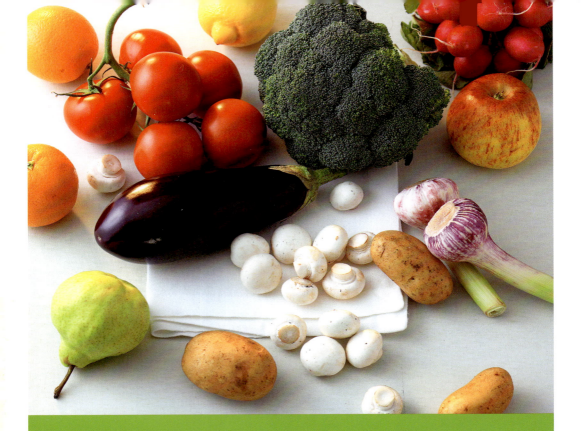

Cholesterinclever kochen und genießen

Häufig essen wir zu kalorienreich, zu ballaststoffarm und vor allem eines: zu fetthaltig. In den täglichen Naschereien, in Fast-Food, Käse und Wurst, in Croissants und Co. stecken ungesunde Fette. Diese treiben den Cholesterinspiegel nicht nur kurzfristig in die Höhe, sondern stören unter Umständen langfristig den Fettstoffwechsel – und gefährden damit die Gesundheit. Zeit also, daran etwas zu ändern. Das gilt besonders dann, wenn bei Ihrer Mutter oder Ihrem Vater eine Fettstoffwechselstörung bekannt ist, denn dann haben Sie eine Veranlagung dafür geerbt. Fettge-sünder ernähren sollten Sie sich vor allem aber auch, wenn Ihr Arzt bei Ihnen diese Diagnose gestellt hat.

Auf Genuss nicht verzichten

»Fettbewusster und -gesünder essen« heißt also die Devise, wenn es darum geht, die Cholesterinwerte zu senken. Doch keine Angst. Das bedeutet nicht, dass Sie von nun an auf Genuss ver-zichten müssen, dass »Schmalhans Küchenmeister« Ihre Ernäh-rung bestimmt. Sicher, Fette sind Geschmacksträger. Sie machen Kartoffelgratin, Spaghetti carbonara und Sahneeis so unwider-stehlich. Doch auch mit weniger und vor allem gesunden Fetten lässt sich in der Küche Köstliches zubereiten und der Speiseplan abwechslungsreich gestalten – sogar Menüs für Gäste werden zu einem vollen Erfolg. Das Beste dabei aber ist: Mit der richtigen Ernährung pendelt sich nicht nur Ihr Cholesterinspiegel in einem guten Bereich ein – Sie tun damit gleichzeitig auch noch etwas für Ihre schlanke Linie.

Fettbewusste Küche – so geht's

Täglich sollten nicht mehr als 60 Gramm Fett auf Ihrem Teller landen, sofern Sie eine Frau sind; bei Männern dürfen es 20 bis 30 Gramm mehr sein. Wollen Sie gesund und damit fettbewusst, mitunter auch fettarm kochen beziehungsweise essen, müssen Sie jedoch auf den Geschmack nicht verzichten. Hier helfen einige Tipps und Hinweise zum Einkauf sowie zur Zubereitung.

Was soll jetzt in den Einkaufswagen?

Weniger Fett heißt vor allem wenig gesättigte Fettsäuren und Transfette. Eine der einfachen Übungen ist es sicher, Fette wie Margarine und Butter bewusst zu dosieren und sichtbares Fett an Fleisch und Aufschnitt zu meiden. Schwieriger wird es jedoch mit den Fetten, die sich »verstecken«, beispielsweise in Fertigerich-ten und Saucen, in Fleisch, Wurstwaren, Käse, Milch und Milch-produkten, Eiern, Gebäck und Süßigkeiten. Deshalb heißt es nun also »Augen auf« beim Einkaufen.

GU-ERFOLGSTIPP

SO VERLIEREN SIE PFUNDE

Sie wollen nicht nur ge-sund in puncto Choles-terinspiegel leben, son-dern gleichzeitig auch gezielt abnehmen? Dann sollte Ihr »Tages-limit« an Nahrungsfett als Frau nicht mehr als 60 Gramm betragen. Männer sollten maxi-mal 80 Gramm Fett am Tag essen.

Bisher ist sicherlich immer wieder einmal (oder auch des Öfteren) die fetthaltige Variante von Lebensmitteln in Ihrem Einkaufswagen gelandet. Doch mit dem richtigen Know-how können Sie bereits hier problemlos die gesündere Wahl treffen. Diese Lebensmittel sind jetzt für Ihre neue »Küche« genau die richtigen:

> Käsesorten mit einem Fettgehalt von unter 30 bis 40 Prozent i. Tr. oder 15 bis 20 Prozent absolut; das heißt alle Sorten zwischen Magerstufe und Dreiviertelfettstufe.

> Milch und Milchprodukte mit einem Fettgehalt von 1,5 bis 1,8 Prozent sowie Magerquark.

> Wurstsorten mit einem Fettgehalt von unter 10–15 Gramm pro 100 Gramm gelten als fettarm. Schinken und Putenschinken fallen zum Beispiel in diese Kategorie. Aber auch Aspiksorten und Geflügelaufschnitt gehören dazu.

> Fettarme Fleischsorten wie Hähnchen und Pute ohne Haut, Kalbfleisch, Rindfleisch (außer Tafelspitz), Rinderhackfleisch oder Tartar, Schweinefleisch wie Filet oder Schnitzelfleisch, Lamm und Wild. Wichtig ist, darauf zu achten, dass das Fleisch nicht von Fettfasern durchzogen ist. Und je grober die Struktur des

SO VIEL FETT STECKT TATSÄCHLICH DRIN

Fett i. Tr. – diese Abkürzung steht für »Fett in Trockenmasse«, und sie gibt Aufschluss darüber, wie viel Fett in dem Produkt enthalten ist, wenn das Wasser komplett entzogen wurde. Den tatsächlichen (absoluten) Fettgehalt können Sie in etwa ermitteln, wenn Sie die Angabe Fett i. Tr. durch zwei teilen. Ein Beispiel: Ein Camembert mit 50 Prozent Fett i. Tr. hat einen absoluten Fettgehalt von rund 25 Prozent. Ein fettarmer Käse hingegen liegt bei 30 bis 40 Prozent Fett i. Tr., was einem absoluten Fettgehalt von etwa 15 bis 20 Prozent entspricht.

Auf Verpackungen ist oftmals aber auch die »Fettgehaltsstufe« genannt. Diese entspricht folgendem Fett in Trockenmasse:

> Doppelrahmfettstufe   mind. 60–85 Prozent
> Rahmfettstufe   mind. 50 Prozent
> Vollfettstufe   mind. 40 Prozent
> Dreiviertelfettstufe   mind. 30 Prozent
> Halbfettstufe   mind. 20 Prozent
> Viertelfettstufe   mind. 10 Prozent
> Magerstufe   unter 10 Prozent

Wer fettreduziert essen will, sollte diese Angaben stets auf der Verpackung suchen.

Mehr als gedacht ...

Das folgende Beispiel zeigt, wie schnell und ohne große Anstrengung nicht nur die tägliche »Fettmarke« erreicht, sondern überschritten ist:

Frühstück: Brötchen mit Butter + 2 dünnen Scheiben Salami + 1 Scheibe Gouda
1 Teelöffel Butter = 17 g
2 Scheiben Salami = 6 g
1 Scheibe Gouda = 9 g
gesamt: 32 g Fett

Mittagessen: Kotelett mit Gemüse und Kartoffeln
1 Kotelett unpaniert = 19 g
1 Esslöffel Öl zum Braten = 15 g
1 Teelöffel Butter für das Gemüse = 17 g
gesamt: 51 g

Nachmittag: Kaffee und Marmorkuchen
1 Stück Marmorkuchen = 15 g
20 ml Kaffeesahne = 4 g
gesamt: 19 g

Abendessen: Brot mit Butter + Geflügelwurst + Kräuterquark
1 Teelöffel Butter = 17 g
1 Scheibe Geflügelwurst = 3 g
1 Esslöffel Kräuterquark = 0,1 g
1 Becher Naturjoghurt, 150 g, 1,5 % Fett = 3 g
Gesamt: 23 g

Gesamt für den Tag: 125,1 g Fettzufuhr

Dieser Wert liegt deutlich über den Zufuhrempfehlungen für den Nährstoff Fett. Da 1 g Fett 9,3 kcal Energie liefert, bedeuten 125 g Fett eine Energiezufuhr von 1163 kcal. Dazu gesellt sich noch die Energiezufuhr über die Nährstoffe Kohlenhydrate und Eiweiß.

VORSICHT BEI NASCHEREIEN

Wer schon mit seinen normalen Mahlzeiten über das »Energiebilanzziel« hinausschießt, der tut dies erst recht mit Snacks und Naschereien. So enthalten beispielsweise 100 Gramm Kartoffelchips rund 40 Gramm Fett, Erdnüsse 50 Gramm Fett und Haselnussschokolade etwa 33 g Fett.

GENAU HINSCHAUEN LOHNT SICH

Lesen Sie die Etiketten auf Nahrungsmitteln aufmerksam. Denn Inhaltsstoffe sind nach ihrem mengenmäßigen Vorhandensein sortiert. Je mehr davon enthalten ist, desto weiter vorne ist ein Inhaltsstoff auf der Liste genannt.

Fleisches ist, umso fettärmer ist es. Generell ist es ratsam, die Zufuhr von tierischen Fetten einzuschränken. Somit empfehlen sich zwei bis drei Fleischmahlzeiten pro Woche.

> Fisch wurde bereits beschrieben. Alle Seefische, aber auch Forelle sind geeignet. Aufgrund ihres hohen Gehaltes an Omega-3-Fettsäuren lautet die Empfehlung, zwei Fischmahlzeiten pro Woche zu verzehren.

> Bei Streichfetten sollten Sie Pflanzenfette bevorzugen. Wenn Sie Butter verwenden, dann sollten Sie dies sparsam tun und genießen. Es kommt vor allem auf die Menge an.

> Fertiggerichte sind häufig sehr fettreich und enthalten zudem meist Transfettsäuren. Kochen Sie deshalb möglichst selbst und verwenden Sie frische Zutaten.

> Nudeln aus Hartweizengrieß ohne Ei oder Vollkornnudeln, Naturreis, parboiled Reis, Kartoffeln, Hülsenfrüchte, Grünkern und Couscous sind ideale Beilagen.

> Mehl ist gesund und sehr wertvoll, wenn die Mehltype – der Ausmahlungsgrad – hoch ist. Hierbei handelt es sich um die Zahl auf der Tüte. Je höher diese ist, desto dunkler und nährstoffreicher ist das Mehl.

GU-ERFOLGSTIPP SPAREN SIE FETT

Fettarm Kochen und Genießen geht mit diesen Tipps ganz einfach:

> Diese Zubereitungsarten eignen sich besonders: Dämpfen, Dünsten, Schmoren, Grillen, Garen im Bratschlauch, in der Alufolie oder im Tontopf sowie Kochen im Wok.

> Verwenden Sie beschichtete Pfannen. Dann werden Schnitzel und Co. auch mit wenig Bratfett knusprig.

> Wenn Sie eine Suppe oder Sauce bereits am Vortag zubereiten, lässt sich das erkal-tete Fett auf der Oberfläche vor dem Aufwärmen einfach abnehmen.

> Zum Binden von Saucen eignen sich mitgegarte Kartoffeln, Zwiebeln, Karotten und Sellerie, wenn Sie diese pürieren. Die Gemüse geben der Sauce zudem aromatischen »Pfiff«. So können Sie auf Sahne als Geschmacksträger leicht verzichten. Als fettarmer Ersatz von Sahne eignen sich übrigens auch Milch, saure Sahne (10 Prozent Fett) und Kondensmilch (4 Prozent Fett).

Ernährung »light« gemacht

Dass cholesterinbewusste Küche Spaß macht, weil sie schmeckt, sich einfach umsetzen lässt und der Speiseplan vollwertig und ausgewogen ist, das zeigen Ihnen die Rezepte ab Seite 70. Und wenn Sie das erste Mal cholesterinclever gekocht haben, sich nach dem Essen leicht, beschwingt und trotzdem gesättigt fühlen, dann ist klar: Es ist gar nicht schwer, auf einen cholesterinbewussten Kurs in der Küche umzuschwenken. Mithilfe der Anregungen und Ideen im Rezeptteil werden Sie sehen, dass der Einstieg in eine gesündere Ernährungsweise einfach leicht ist.

Lecker und gesund für alle

Eine cholesterinbewusste Ernährungsweise ist übrigens nicht nur für Menschen mit einer Fettstoffwechselstörung geeignet, sondern für jeden, der sich gesund ernähren will. Selbst wenn nur ein Familienmitglied betroffen ist, muss nicht mehr extra gekocht werden; die ganze Familie kann bei den hier genannten Rezepten mitessen, ohne dabei auf Genuss zu verzichten.

Essen außer Haus

Die gesunden Ernährungsprinzipien lassen sich zudem auch bei der Speisenauswahl in der Kantine oder im Restaurant umsetzen. Auch wenn Sie keinen Einfluss auf die verwendeten Speisefette haben, so können Sie bei Ihrer Menüauswahl auf die darin enthaltenen Ballaststoffe und versteckten Fette achten; und auch die in der Mahlzeit enthaltenen Nährstoffe und deren Verhältnis zueinander können Sie bei Ihrer Wahl berücksichtigen. Denn letztlich bestimmen Sie selbst, ob Sie im Restaurant »Schnitzel mit Pommes frites« wählen, oder ob Sie Fischfilet mit Kartoffeln, Gemüse und einem Schälchen Salat bevorzugen.

Kombinieren Sie!

Bei den folgenden Rezepten wurden die bereits beschriebenen natürlich wirksamen Substanzen in die unterschiedlichsten Speisen integriert. So finden Sie zum Beispiel neben den wichtigen Ballaststoffen und verschiedenen gesunden Ölen auch Kakao,

---

FETTSTOFFWECHSEL-GESUND ESSEN

> Schränken Sie Ihre Cholesterinzufuhr auf unter 300 Milligramm pro Tag ein.
> Halten Sie täglich die Hauptmahlzeiten ein; jeweils mit einem Abstand von rund vier Stunden.
> Verzehren Sie pro Tag fünf Portionen Gemüse und Obst; günstigste Verteilung: dreimal Gemüse und zweimal Obst.
> Überschreiten Sie Ihre gesunde Gesamtfettmenge nicht (maximal 80 Gramm).

Nüsse, Mandeln und vieles mehr. Die Rezepte sind dabei so konzipiert, dass sie nahezu alle zwei, manchmal auch alle drei der im Folgenden noch einmal kurz dargestellten Wirkprinzipien des Cholesterinstoffwechsels enthalten. Die dazugehörigen Symbole finden Sie außerdem im Rezeptteil wieder. Sie ermöglichen Ihnen auf einen Blick, wie Sie Ihren Speiseplan cholesterinclever kombinieren können:

Wirkprinzip 1

Günstige Wirkung auf Cholesterinstoffwechsel und Minderung der Cholesterinproduktion. Der Wirkort ist vorrangig die Leber. Dort wird nicht nur das körpereigene Cholesterin produziert, sondern auch überschüssiges Cholesterin aus dem Blut aufgenommen. Das Cholesterin wird zum einen in Lipoproteine eingeschlossen und als VLDL-Partikel in den Blutkreislauf verschickt und zum anderen in der Leber eingelagert.

Wirkprinzip 2

Minderung der Cholesterinaufnahme und Rückresorption, Wirkort ist vorrangig der Darm. Mithilfe von Gallensäure werden Cholesterin und andere Nahrungsfette im Dünndarm in feinste Tröpfchen zerlegt, von der Darmschleimhaut aufgenommen und mittels Chylomikronen zur Leber transportiert. Die Resorption, also die Aufnahme des Cholesterins aus unserer Nahrung, liegt bei 100 bis 300 Milligramm pro Tag. Unter schlechten Ernährungsbedingungen kann sie sogar eine Aufnahme von 500 Milligramm täglich erreichen.

Wirkprinzip 3

Günstige Wirkung auf Gallensäurebildung und Cholesterinausscheidung. Wirkorte sind Leber, Galle und Darm. Die Leber bildet mithilfe von Cholesterin Gallensäuren, welche über die Gallenblase in den Dünndarm gelangen. Mit einer angeregten Gallensäureproduktion in der Leber wird auch vermehrt Cholesterin verbraucht. Ballaststoffe aus unser Nahrung binden die Gallensäure, unterstützen so das Cholesterin im Darm und damit dessen Ausscheidung über den Stuhlgang.

EINFACH KOCHEN
Noch mehr praktische Tipps zur cholesterinfreundlichen Küchenpraxis finden Sie im beiliegenden GU-Folder.

Cholesterinclever kochen und genießen 69

Know-how für Ihre Küchenpraxis

Die folgenden Angaben beziehen sich auf den Rezeptteil, der auf der nächsten Seite beginnt.

Mengenangaben:

EL	=	Esslöffel
TL	=	Teelöffel
Msp	=	Messerspitze
l	=	Liter
ml	=	Milliliter
g	=	Gramm
max.	=	maximal
cm	=	Zentimeter

Nährwertangaben:

Kcal	=	Kilokalorien
E	=	Eiweiß in Gramm (4 kcal/g)
F	=	Fett in Gramm (9 kcal/g)
KH	=	Kohlenhydrate in Gramm (4 kcal/g)
BS	=	Ballaststoffe in Gramm
Chol	=	Cholesterin in Milligramm
Alphalinolensäure	=	Alphalinolensäure in Gramm
Eicos	=	Eicosapentaensäure in Gramm
Docos	=	Docosahaexensäure in Gramm

NACH MASS

Halten Sie sich gerade bei den fetthaltigen Zutaten genau an die Mengenangaben. Wenn Sie nach Augenmaß vorgehen, verschätzen Sie sich leicht – und belasten dadurch den Cholesterinspiegel unnötig.

Temperaturangaben:

Die Gradangaben beziehen sich auf einen Elektroherd. Entsprechend sind sie umzurechnen.

Umluft	=	Ofentemperatur minus ca. 10 Prozent
		z. B. 180 °C Elektro entspricht 160 °C Umluft
Gas	=	Stufe 1–2 entspricht 150–175 °C E-Herd
		Stufe 2 entspricht 180 °C E-Herd
		Stufe 2–3 entspricht 190 °C E-Herd
		Stufe 3 entspricht 200 °C E-Herd

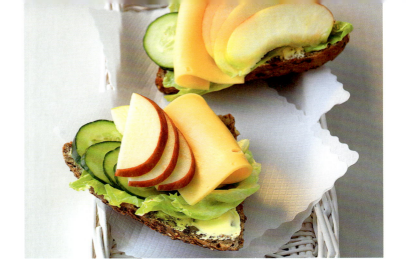

Frühstück

Für 1 Portion
2 Blätter Eisbergsalat
½ Salatgurke
1 kleiner Apfel
1 Vollkornbrötchen
½ TL Margarine
2 Scheiben Schnittkäse
(max. 40% Fett i. Tr.)

Knackiges Brötchen mit Käse und Apfel

1 Die Salatblätter waschen und trocken tupfen. Die Gurke waschen und in Scheiben schneiden. Den Apfel waschen, trocknen, vierteln, das Kerngehäuse entfernen. Dann den Apfel in Spalten schneiden.
2 Das Brötchen halbieren, dünn mit Margarine bestreichen. Auf jede Hälfte die Gurkenscheiben und ein Salatblatt legen. Nun die Apfelscheiben auf die Hälften verteilen und diese mit dem Käse belegen.

Nährwertangaben pro Portion kcal: 316 | E: 16,5 g | F: 10 g | KH: 39 g | BS: 7 g | Chol: 14 mg

    Wirkprinzip: Cholesterinstoffwechsel, Cholesterinrückresorption, Cholesterinausscheidung

Für 1 Portion
1 Tomate
1 Vollkornbrötchen
½ TL Margarine
1 Blatt Eisbergsalat
4 Scheiben Salatgurke
1 Scheibe Kochschinken
(ohne Fettrand)

Knackiges Brötchen mit Schinken

1 Die Tomate waschen, trocknen, in Scheiben schneiden. Das Brötchen halbieren, dünn mit Margarine bestreichen.
2 Auf beide Hälften je ½ Salatblatt legen, die eine Hälfte mit Tomaten, die andere mit Gurken belegen. Je ½ Scheibe Schinken darauf geben.

Nährwertangaben pro Portion kcal: 206 | E: 11 g | F: 5 g | KH: 29 g | BS: 5 g | Chol: 15 mg

    Wirkprinzip: Cholesterinstoffwechsel, Cholesterinrückresorption, Cholesterinausscheidung

Vollkornbrot mit Kräuterquark

1 Den Quark mit dem Mineralwasser glatt rühren.
2 Mit Kräutern und Gewürzen abschmecken; auf das Brot streichen.

Nährwertangaben pro Portion kcal: 132 | E: 10 g | F: 0,6 g | KH: 21 g | BS: 4,5 g | Chol: 0,5 mg

 Wirkprinzip: Cholesterinrückresorption und Cholesterinausscheidung

Für 1 Portion
50 g Magerquark
1 Schuss Mineralwasser mit Kohlensäure, je ½ TL Schnittlauchröllchen und Portulak, schwarzer Pfeffer, Meersalz
1 Scheibe Vollkornbrot (50 g)

Power-Früchte-Müsli

1 Haferflocken, Leinsamen und Sonnenblumenkerne in eine Schüssel geben und mit Milch, Joghurt und Honig vermengen. Anschließend etwas quellen lassen.
2 Das Obst waschen und putzen, in kleine Stücke schneiden und bis auf 4 EL zur Flockenmischung geben.
3 Die Walnüsse hacken.
4 Das Müsli in vier Schalen verteilen, das restliche Obst obendrauf geben und alles mit den Walnüssen bestreuen.

Nährwertangaben pro Portion kcal: 541 | E: 18 g | F: 17 g | KH: 77 g | BS: 9 g | Chol: 9 mg

 Wirkprinzip: Cholesterinrückresorption und Cholesterinausscheidung

Für 4 Portionen
240 g kernige Haferflocken
20 g Leinsamen (geschrotet)
20 g Sonnenblumenkerne
250 ml Milch (1,5 % Fett)
400 ml Joghurt (1,5 % Fett)
4 TL Honig (ca. 25 g)
500 g frisches Obst
40 g Walnüsse (geschält)

Vitaldrink Wake-up

1 Die Banane schälen und dann mit dem Fruchtsaft sowie dem Honig pürieren.
2 Die Vanilleschote der Länge nach halbieren, das Mark mit einem Messer herauskratzen und in den Saft geben.
3 Joghurt, Walnüsse und Haferflocken unterrühren. Alles in vier große Gläser füllen – und der Tag kann kommen.

Nährwertangaben pro Portion kcal: 380 | E: 13 g | F: 11 g | KH: 53 g | BS: 3 g | Chol: 10 mg | Alphalinolensäure: 0,7 g

 Wirkprinzip: Cholesterinrückresorption und Cholesterinausscheidung

Für 4 Portionen
1 Banane
400 ml Fruchtsaft (100 % ohne Zuckerzusatz)
4 TL Honig
1 Vanilleschote
800 g Joghurt (1,5% Fett)
4 TL Walnüsse (gemahlen)
10 EL zarte Vollkornhaferflocken

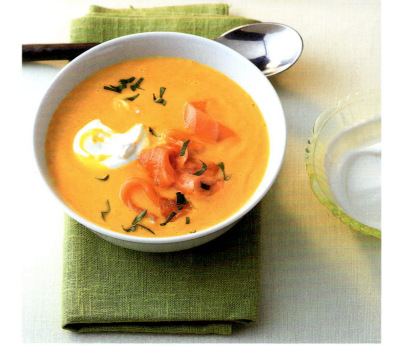

Suppen

Kürbis-Curry-Suppe

Für 4 Portionen
250 g Hokkaidokürbis
80 g Karotten
80 g Kartoffel
3 Schalotten
1 cm Ingwerwurzel
1 Knoblauchzehe
1 kleine Chilischote
2 EL Rapsöl
2 TL Currypulver
500 ml Gemüsebrühe (auch Instant)
150 ml Kokosmilch
Meersalz, schwarzer Pfeffer
4 Scheiben Räucherlachs
4 TL saure Sahne (10 % Fett)
2 EL Petersilie (fein gehackt)

1 Der Hokkaidokürbis muss nur gewaschen werden; anschließend mit Schale in Würfel schneiden. Die Karotten, Kartoffeln, Schalotten, den Ingwer und Knoblauch schälen und würfeln. Die Chilischote waschen, putzen, längs halbieren, entkernen und in feine Ringe schneiden.

2 Alle Zutaten in einem Topf mit dem Rapsöl andünsten. Das Currypulver hinzugeben, gut verrühren und kurz mit andünsten. Dann mit der Gemüsebrühe ablöschen und Kokosmilch unterrühren. Das Ganze bei mittlerer Hitze etwa 20–25 Minuten garen. Nun die Suppe pürieren, mit Salz und Pfeffer abschmecken.

3 Den Lachs in Streifen schneiden. Die Suppe in vorgewärmte Suppenschalen einfüllen, die Lachsstreifen darauf verteilen, je einen Teelöffel saure Sahne in die Mitte setzen und mit der Petersilie garnieren.

Nährwertangaben pro Portion kcal: 175 | E: 9 g | F: 10 g | KH: 11 g | BS: 3 g | Chol: 11 mg | Alphalinolensäure: 0,6 g

Wirkprinzip: Cholesterinstoffwechsel, Cholesterinrückresorption, Cholesterinausscheidung

Spinatsuppe

1 Zwiebeln, Knoblauch und Kartoffel schälen und fein würfeln.
2 Zwiebeln in dem Öl glasig dünsten, Knoblauch und Kartoffelstücke hinzugeben und mit dünsten.
3 Spinat sowie 2 EL Wasser zugeben und den Spinat auftauen lassen.
4 Mit dem Weißwein ablöschen und der Hälfte der Gemüsebrühe aufgießen; fünf Minuten köcheln lassen. Nun alles pürieren, mit der restlichen Gemüsebrühe und Milch aufgießen, kurz leicht köcheln. Dann mit Pfeffer, geriebener Muskatnuss und Salz abschmecken und noch einmal kräftig durchmixen.

Nährwertangaben pro Portion kcal: 152 | E: 5 g | F: 8 g | KH: 9 g | BS: 3 g | Chol: 1,7 mg | Alphalinolensäure: 0,6 g

  Wirkprinzip: Cholesterinstoffwechsel und Cholesterinrückresorption

Für 4 Portionen
2 Zwiebeln
2 Knoblauchzehen
1 große Kartoffel (ca. 130 g, mehligkochend=)
2 EL Rapsöl
200 g Spinat (TK-Ware)
100 ml Weißwein
500 ml Gemüsebrühe
100 ml Milch (1,5 % Fett)
schwarzer Pfeffer
Muskatnuss (gerieben)
Meersalz

Warme Linsencreme mit Buttermakrele

1 Schalotten und Knoblauch fein schneiden, auf zwei Kochtöpfe verteilen und in je 1 EL Rapsöl glasig dünsten. Zu jeder Portion einen 1 TL Curry geben und kurz mit anbraten.
2 Die roten Linsen und die Pardinalinsen in jeweils einen der Töpfe geben, durchrühren und mit je der Hälfte der Gemüsebrühe aufgießen. Noch einmal umrühren, dann den Deckel daraufgeben. Die roten Linsen 10–15 Minuten, die Pardinalinsen rund 30 Minuten bei schwacher Hitze köcheln lassen. Danach mit Meersalz und Pfeffer würzen.

Für 4 Portionen
2 Schalotten
2 Knoblauchzehen
2 EL Rapsöl
2 TL Curry
je 200 g rote Linsen und Pardinalinsen
500–800 ml Gemüsebrühe
Meersalz, schwarzer Pfeffer
200 g Buttermakrele
2 Zweige Petersilie

LINSEN

Ob rote, grüne oder gelbe Linsen, Beluga- oder Pardinalinsen und weitere Arten – alle haben einen sehr hohen Gehalt an Eiweiß sowie an den Vitaminen B_1 und Folsäure. Zudem sind Linsen reich an Mineralien, zum Beipiel an Eisen, Kalzium, Magnesium und Zink. Nicht zuletzt liefern die vielseitigen Hülsenfrüchte eine Menge Ballaststoffe – zwischen 9 und 12 g je 140-g-Portion (gegart). Ihr Fettgehalt hingegen ist gering.

3 Nun je die Hälfte der roten und der Pardinalinsen mit einem Pürierstab pürieren, dann mit den anderen Linsen zusammen in einen Topf geben und verrühren. Noch einmal abschmecken.

4 Die Buttermakrele in kleine Stücke schneiden.

5 Die Linsencreme in vorgewärmte Teller oder Schälchen füllen, die Stückchen von der Buttermakrele obendrauf geben und mit ein wenig Petersilie garnieren.

Nährwertangaben pro Portion kcal: 229 | E: 18 g | F: 11 g | KH: 13g | BS: 3 g | Chol: 26 mg | Alphalinolensäure: 2,4 g

  Wirkprinzip: Cholesterinstoffwechsel, Cholesterinrückresorption, Cholesterinausscheidung

Gazpacho

Für 4 Portionen
200 g Salatgurke
200 g Strauchtomaten
200 g gelbe Paprika
5 Knoblauchzehen
20 g Zwiebel
600 ml Tomatensaft
3 EL Zitronensaft
2 EL Rotweinessig
3 EL Olivenöl
schwarzer Pfeffer,
Tabasco
Meersalz
120 g Weißbrot oder Ciabatta

1 Die Salatgurke schälen, längs halbieren und entkernen. Die Tomaten und die Paprika waschen und trocknen. Dann die Tomaten vierteln, entkernen und die Kerne beiseitestellen. Die Paprika ebenfalls putzen und den Knoblauch schälen.

2 Die Hälfte des Gemüses sowie die Zwiebel in sehr feine Würfel schneiden und beiseitestellen.

3 Das restliche Gemüse zusammen mit den Tomatenkernen, 3 Knoblauchzehen, Tomatensaft, Zitronensaft und Essig sowie 2 EL von dem Olivenöl in ein hohes Gefäß geben und sehr fein pürieren. Nach Geschmack mit Pfeffer, Tabasco und Salz würzen. Das Ganze für eine Stunde kalt stellen.

4 In der Zwischenzeit das Weißbrot in ca. 1 cm große Würfel schneiden. Das restliche Olivenöl in eine Pfanne geben und die verbliebenen 2 Knoblauchzehen hineinpressen. Brotwürfel zugeben und von allen Seiten goldgelb rösten. Anschließend abkühlen lassen.

5 Die kalte Suppe in tiefe Teller geben. Mit den feinen Gemüsewürfeln und den Brotwürfeln garniert servieren.

Nährwertangaben pro Portion kcal: 216 | E: 5 g | F: 10 g | KH: 25 g | BS: 3,5 g | Chol: 0,1 mg | Alphalinolensäure: 0,15 g

  Wirkprinzip: Cholesterinstoffwechsel und Cholesterinrückresorption

Leckere Rezepte für die fettleichte Küche 75

Vorspeisen und Salate

Blattsalate mit Avocado und Birne

1 Sesamkörner kurz in einer Pfanne ohne Fett anrösten.
2 Salat verlesen, waschen, trocknen, etwas zupfen, in eine Schüssel geben und beiseitestellen.
3 Die Avocado schälen, in dünne Scheiben schneiden, mit 1 TL Zitronensaft beträufeln. Die Birne waschen, schälen und in ebensolche Scheiben schneiden.
4 Für das Dressing Zitronensaft, Senf sowie Gewürze verrühren. Zum Schluss beide Ölsorten unterrühren.
5 Den Salat auf den Tellern anrichten, Avocado- und Birnenscheiben darauf verteilen und alles mit Dressing beträufeln. Den leicht gerösteten Sesam daraufstreuen und servieren.

Für 4 Portionen
2 EL Sesamkörner
100 g grüne Blattsalate
150 g roter Eichblattsalat
1 Avocado
1 TL Zitronensaft
1 Birne

Für das Dressing
3 TL Zitronensaft
2 TL Senf
schwarzer Pfeffer, Meersalz
2 EL Walnussöl
1 EL Olivenöl

Nährwertangaben pro Portion kcal: 303 | E: 4 g | F: 28 g | KH: 9 g | BS: 5 g | Chol: 0,1 mg | Alphalinolensäure: 1 g

   Wirkprinzip: Cholesterinstoffwechsel, Cholesterinrückresorption, Cholesterinausscheidung

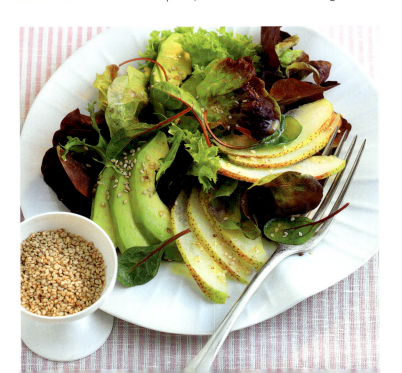

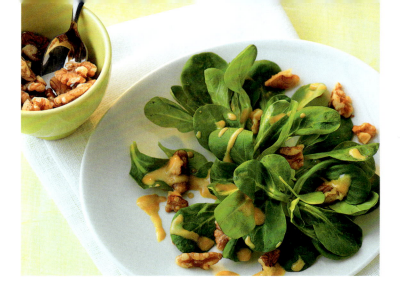

Feldsalat mit Walnüssen

Für 4 Portionen
200 g Feldsalat
80 g Walnusskerne
4 TL Senf (mittelscharf)
4 EL Himbeeressig
100 ml kalte Gemüsebrühe
Meersalz
schwarzer Pfeffer,
4 EL Walnussöl

1 Den Salat waschen, putzen und in der Salatschleuder trocknen.
2 Die Walnusskerne grob hacken und in einer Pfanne ohne Fett rösten.
3 Senf, Himbeeressig, Gemüsebrühe, Salz und Pfeffer in einer Salatschüssel miteinander verrühren. Das Öl zugeben und unterschlagen, bis eine cremige Vinaigrette entsteht. Den Feldsalat unterheben.
4 Auf vier Teller verteilen, die Walnusskerne darüberstreuen.

Nährwertangaben pro Portion kcal: 281 | E: 4,5 g | F: 28 g | KH: 3 g | BS: 2 g | Chol: 0,2 mg | Alphalinolensäure: 2,9 g

 Wirkprinzip: Cholesterinstoffwechsel und Cholesterinrückresorption

TIPP

Geröstete Sonnenblumenkerne, Sesam, Leinsamen, Pinienkerne und Nüsse passen sehr gut zu Salaten, Suppen, Müsli. Sie lassen sich auch ohne Fett rösten. Geben Sie die Kerne in eine Pfanne und wenden Sie sie beim Erhitzen ständig. Sobald sie goldgelb werden, können Sie die Pfanne von der Kochstelle nehmen. Da die Pfanne die Hitze gut speichert, wird der Röstvorgang fortgesetzt. Haben die Kerne den für Sie richtigen Bräunungsgrad erreicht, nehmen Sie sie aus der Pfanne.

Italienischer Salat

1 Ruccola, Radicchio und Petersilie waschen, putzen und trocknen.
2 Die Rippen vom Radicchio entfernen und den Salat in Streifen schneiden. Die Stiele vom Ruccola abschneiden; die Blätter je nach Größe eventuell ein wenig zerkleinern. Die Salate in einer großen Schüssel vermischen.
3 Blättchen von der Petersilie abzupfen, hacken und zur Seite stellen.
4 Für das Dressing Zitronensaft, Pfeffer und Salz miteinander verrühren, das Olivenöl unterrühren. Über den Salat geben und alles gut miteinander vermischen.
5 Den Salat auf vier Tellern anrichten, Petersilienblättchen und gehobelten Käse darüber streuen – servieren.

Für 4 Portionen
250 g Ruccola
250 g Radicchio
1 Bund glatte Petersilie

Für das Dressing
Saft von 1 Zitrone
schwarzer Pfeffer
Meersalz
3 EL Olivenöl
50 g Parmesankäse oder Grana Padano (dünn gehobelt)

Nährwertangaben pro Portion kcal: 224 | E: 7 g | F: 15 g | KH: 14 g | BS: 3 g | Chol: 10 mg | Alphalinolensäure: 0,4 g

 Wirkprinzip: Cholesterinrückresorption und Cholesterinausscheidung

Bunter Salat mit Walnussölvinaigrette

1 Salatherzen abzupfen, waschen, putzen und die Salatblätter etwas zerkleinern. Kirschtomaten, Paprika, Gurke, Frühlingszwiebel und Petersilie waschen und trocknen. Die Paprikaschote halbieren, von den Kernen befreien und in mundgerechte Stücke schneiden. Die Gurke halbieren und in Scheiben schneiden. Die Kirschtomaten ebenfalls halbieren und den Stielansatz entfernen. Frühlingszwiebel in feine Ringe und Petersilie in Streifen schneiden. Alle Zutaten in einer Schüssel miteinander vermengen.
2 Für das Dressing den Essig mit Senf, Salz und Pfeffer verrühren. Das Walnussöl zugeben und unterschlagen, bis die Sauce cremig wird.
3 Das Dressing über die Salatmischung geben und vorsichtig unterheben. Auf vier Tellern anrichten und mit den Walnusshälften garnieren.

Für 4 Portionen
4 Salatherzen
20 Kirschtomaten
1 rote Paprika
1 Bauerngurke
1 Bund Frühlingszwiebeln
1 Bund glatte Petersilie

Für das Dressing
6 EL Balsamicoessig
1 TL Senf
Meersalz
schwarzer Pfeffer
4 EL Walnussöl
8 Walnusshälften (ca. 40 g)

Nährwertangaben pro Portion kcal: 258 | E: 5 g | F: 22 g | KH: 9 g | BS: 6 g | Chol: 0,2 mg | Alphalinolensäure: 2,4 g

 Wirkprinzip: Cholesterinstoffwechsel, Cholesterinrückresorption, Cholesterinausscheidung

Schneller Spinatsalat

Für 4 Portionen
100 g Champignons
300 g feine Spinatblätter
100 g Fetakäse, fettreduziert

Für das Dressing
2 Knoblauchzehen
1 EL Essig
schwarzer Pfeffer, Meersalz
1 EL Rapsöl
1 EL Walnussöl

1 Die Champignons putzen und feinblättrig schneiden.
2 Spinatblätter verlesen, putzen, waschen, vorsichtig trocknen und je nach Größe etwas zerpflücken. Den Fetakäse zerbröckeln.
3 Für das Dressing die Knoblauchzehen schälen und zerdrücken. Mit Essig, dem Pfeffer und Meersalz verrühren. Das Öl erst zum Schluss unterschlagen, damit die Sauce schön bindet.
4 Alle Salatzutaten vorsichtig in einer Schüssel vermischen und das Dressing unterheben.

Nährwertangaben pro Portion kcal: 188 | E: 8 g | F: 15 g | KH: 4 g | BS: 4 g | Chol: 6 mg | Alphalinolensäure: 1 g

 Wirkprinzip: Cholesterinstoffwechsel und Cholesterinrückresorption

Taboulé

Für 4 Portionen
½ TL Salz
75 g Bulgur bzw. Couscous (Instant)
200 g Tomaten
½ Salatgurke
2 Frühlingszwiebeln
1 Bund glatte Petersilie
½ Bund frische Minze
25 g Mandelstifte

Für das Dressing
4 EL Zitronensaft
1 ½ EL Olivenöl
1 ½ EL Raps- oder Walnussöl
schwarzer Pfeffer, Meersalz

1 100 ml Wasser aufkochen, das Salz zugeben, den Bulgur oder Couscous damit übergießen und ca. 20 Minuten quellen lassen.
2 Die Tomaten, Salatgurke, Frühlingszwiebeln und Petersilie waschen und putzen. Tomaten in kleine Stückchen schneiden; dabei den Stielansatz entfernen. Gurke schälen, der Länge nach vierteln und die Kerne mit einem Löffel herausschaben. Das Fruchtfleisch in ebenso große Würfel schneiden wie die Tomaten. Die Frühlingszwiebeln in feine Ringe schneiden. Petersilie- und Minzeblättchen von den Stielen zupfen und in Streifen schneiden.
3 Alle Zutaten in einer Schüssel gut miteinander vermischen. Für das Dressing Zitronensaft und Öl verrühren, mit Pfeffer und Salz kräftig würzen und über den Salat geben. Diesen abgedeckt im Kühlschrank ein bis zwei Stunden ziehen lassen.
4 Mandelstifte ohne Fett in deiner Pfanne anrösten. Taboulé abschmecken und mit den Mandeln bestreut servieren.

Nährwertangaben pro Portion kcal: 249 | E: 5 g | F: 16 g | KH: 22 g | BS: 3 g | Chol: 0,1 mg | Alphalinolensäure: 0,7 g

 Wirkprinzip: Cholesterinstoffwechsel, Cholesterinrückresorption, Cholesterinausscheidung

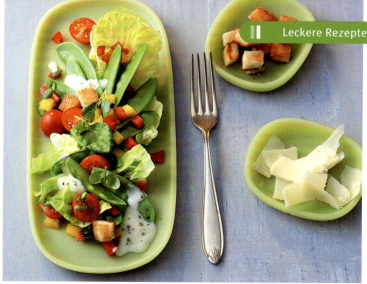

Zuckerschotensalat

1 Die Zuckerschoten putzen und in Salzwasser blanchieren. Herausheben und in Eiswasser abkühlen. Sobald sie abgekühlt sind, diagonal in Stücke schneiden. Salat, Paprika, Kirschtomaten, waschen und putzen. Salatblätter schleudern und zupfen, Paprika in Würfel schneiden, Kirschtomaten halbieren. Alles miteinander vermischen.
2 Basilikum und Petersilie waschen und trocken schwenken. Die Blättchen von den Stielen zupfen und in Streifen schneiden. Brunnenkresse mit einer Schere abschneiden. Alles zur Gemüsemischung geben.
3 Für die Croutons die Rinde von dem Weißbrot entfernen und das Brot in kleine Würfel schneiden. Die Knoblauchzehe schälen und zerdrücken. Öl in einer Pfanne erhitzen und den Knoblauch hineingeben. Nun das Brot darin goldgelb und knusprig rösten. Die Croutons auf Küchenpapier abtropfen lassen.
4 Für das Dressing alle Zutaten mit dem Schneebesen kräftig verrühren. Kurz vor dem Servieren über den Salat geben und unterheben.
5 Den Salat auf vier Tellern anrichten, Croutons darüber geben, mit gehobeltem Parmesan bestreuen und sofort servieren.

Nährwertangaben pro Portion kcal: 325 | E: 10 g | F: 20 g | KH: 21 g | BS: 8 g | Chol: 10 mg | Alphalinolensäure: 0,8 g

  Wirkprinzip: Cholesterinrückresorption und Cholesterinausscheidung

Für 4 Portionen
300 g Zuckerschoten, Salz
1 grüner Blattsalat
1 rote und 1 gelbe Paprika
300 g Kirschtomaten
2 Stiele Basilikum
½ Bund glatte Petersilie
1 Päckchen Brunnenkresse
40 g Parmesan (gehobelt)

Für die Croutons
3 Scheiben Weißbrot
1 Knoblauchzehe
2 EL Rapsöl

Für das Dressing
2 EL Olivenöl
1 EL Joghurt (1,5 % Fett)
1 EL saure Sahne (10 % Fett)
2 EL Zitronensaft
1 TL Zucker
schwarzer Pfeffer
Meersalz

Kleine Gerichte und Snacks

400 g frisches Lachsfilet
1 Bund Dill oder
1 Päckchen TK-Ware
1 TL schwarzer Pfeffer (Körner)
1 EL grobes Meersalz
1 EL Zucker

Gebeizter Lachs

Bei diesem Gericht einkalkulieren, dass der Lachs 40 bis 48 Stunden in der Beize liegen muss.

1 Den Lachs abspülen und trocken tupfen. MIt den Fingern über das Fleisch fahren, um zu kontrollieren ob noch Gräten vorhanden sind. Falls ja, diese mit einer Pinzette herausziehen.

2 Für die Beize 2/3 Dill fein hacken, den Rest beiseitestellen. Die Pfefferkörner grob mahlen oder im Mörser zerstampfen, dann mit Meersalz und Zucker vermischen. Den Lachs rundum damit einreiben,

3 Lachs in eine Auflaufform legen und mit dem restlichen Dill bestreuen. Ein großes Stück Klarsichtfolie auf den Fisch legen, ein passendes Küchenbrett darauf legen und alles beschweren (zum Beispiel mit Konservendosen). Den Lachs 40–48 Stunden kalt stellen.

4 Zum Servieren den Lachs aus der Form nehmen, den Dill mit einem Messer abschaben und den Lachs in feine Scheiben schneiden.

Nährwertangaben pro Portion kcal: 152 | E: 19 g | F: 6 g | KH: 5 g | BS: 0,4 g | Chol: 35 mg | Eicos: 0,5 g | Docos: 0,6 g

Wirkprinzip: Cholesterinstoffwechsel und Cholesterinproduktion

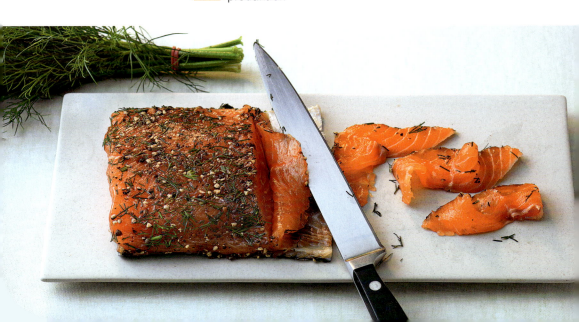

Farfallesalat mit Spinat und Kirschtomaten

1 Farfalle in Salzwasser al dente kochen und abkühlen lassen.
2 Währenddessen den Blattspinat waschen, putzen und in feine Streifen schneiden. Frühlingszwiebeln waschen, putzen und fein schneiden. Kirschtomaten waschen und halbieren.
3 Pinien- oder Sonnenblumenkerne in einer Pfanne ohne Fett rösten. Alle Zutaten in eine große Salatschüssel geben.
4 Für das Dressing Oregano, Basilikum und die Chilischote hacken, die Knoblauchzehen zerdrücken. Zitronensaft sowie Salz und Pfeffer miteinander vermengen. Das Öl unterrühren. Über die Salatmischung geben.

Nährwertangaben pro Portion kcal: 660 | E: 20 g | F: 21 g | KH: 96 g | BS: 11 g | Chol: 0,3 mg | Alphalinolensäure: 1 g

 Wirkprinzip: Cholesterinstoffwechsel und Cholesterinrückresorption

Für 4 Portionen
500 g Farfalle mini, Salz
500 g junger Blattspinat
4 Frühlingszwiebeln
250 g Kirschtomaten,
4 EL Sonnenblumen- oder Pinienkerne

Für das Dressing
je 1 EL frischer Oregano und Basilikum
1 Chilischote, 3 Knoblauchzehen, 4 EL Zitronensaft
Meersalz, schwarzer Pfeffer,
je 2 EL Oliven- und Rapsöl

Artischockengemüse

1 Die Zitrone auspressen und den Saft in eine Schüssel geben, die etwa vier Finger breit mit Wasser gefüllt ist.
2 Die äußeren Blätter der Artischocken abzupfen und mit einer Schere die Spitzen der übrigen Artischockenblätter abschneiden. Ist ein Stiel vorhanden, diesen bis zum Artischockenboden schälen. Nun die Artischocken vierteln und das »Heu« entfernen. Die Artischockenviertel in das vorbereitete Zitronenwasser legen. Den Knoblauch schälen und in feine Scheiben schneiden.
3 Die Artischockenviertel aus dem Zitronenwasser nehmen, mit Küchenkrepp trocken tupfen und in Olivenöl rundherum anbraten; dann den Knoblauch hinzugeben. Mit Salz und Pfeffer würzen.
4 Alles mit Weißwein ablöschen und einkochen lassen. Mit Gemüsebrühe aufgießen und die Artischocken rund 15–20 Minuten bissfest garen. Heiß, lauwarm oder kalt servieren.

Nährwertangaben pro Portion kcal: 142 | E: 3 g | F: 8 g | KH: 10 g | BS: 7 g | Chol: 0,2 mg | Alphalinolensäure: 0,8 g

 Wirkprinzip: Cholesterinstoffwechsel und Cholesterinausscheidung

Für 4 Portionen
1 Zitrone (unbehandelt)
12 Artischocken
4 Knoblauchzehen
2 EL Olivenöl
Meersalz
schwarzer Pfeffer,
100 ml trockener Weißwein
200 ml Gemüsebrühe

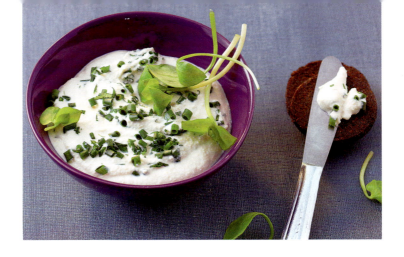

Tofukräutercreme

Für 4 Portionen

250 g Tofu
50 g Tofucreme
1 EL Olivenöl
1 EL Zitronensaft
1 mittelgroße Zwiebel
1 Knoblauchzehe
schwarzer Pfeffer
Meersalz
½ TL Paprikapulver (edelsüß)
½ Bund Schnittlauch
½ Bund glatte Petersilie
3 Stiele Portulak

1 Tofu, Tofucreme, Olivenöl und Zitronensaft im Mixer pürieren.

2 Zwiebel und Knoblauch schälen und sehr fein schneiden. In die Creme geben. Mit Pfeffer, Salz und Paprikapulver abschmecken.

3 Schnittlauch, Petersilie und Portulak waschen, trocken tupfen und klein hacken. 1 EL zum Garnieren beiseitestellen. Die restlichen Kräuter in die Tofucreme geben und unterrühren.

4 Vor dem Servieren die Creme mit den restlichen Kräutern bestreuen. Dazu passen Vollkornbrötchen, Pumpernickel oder Vollkornbrot.

Nährwertangaben pro Portion kcal: 108 | E: 8 g | F: 7 g | KH: 4 g | BS: 1,5 g | Chol: 0,1 mg | Alphalinolensäure: 0,2 g

Wirkprinzip: Cholesterinstoffwechsel und Cholesterinausscheidung

SOJA

Tofu ist gepresster Sojaquark, der aus Sojabohnen gewonnen wird. Er wird nicht nur wegen seines hochwertigen pflanzlichen Eiweißes geschätzt, sondern ist zudem kalorien- und fettarm. So enthalten 100 g im Durchschnitt nur 110 kcal und 7 g Fett, das zudem viele gesunde Fettsäuren enthält. Weil Tofu ein rein pflanzliches Lebensmittel ist, ist er völlig cholesterinfrei. Sein an sich geschmacksneutrales Aroma lässt sich durch Würzen und Marinieren entsprechend variieren.

Leckere Rezepte für die fettleichte Küche 83

Sojacreme mediterran

1 Sonnenblumenkerne und Sesam in einer Pfanne ohne Fett kurz anrösten und abkühlen lassen.
2 Knoblauch schälen. Zusammen mit den Oliven, Sonnenblumenkernen und dem Sesam pürieren.
3 Quark, Tofucreme und Olivenöl cremig rühren, das Püree dazugeben, mit Pfeffer und Salz abschmecken. Dazu passt knuspriges Vollkornbaguette oder Walnussbrot.

Nährwertangaben pro Portion kcal: 185 | E: 9 g | F: 15 g | KH: 4 g | BS: 2 g | Chol: 0,3 mg | Alphalinolensäure: 0,2 g

 Wirkprinzip: Cholesterinrückresorption und Cholesterinausscheidung

Für 4 Portionen
40 g Sonnenblumenkerne
20 g Sesam
2 Knoblauchzehen
7 grüne und 7 schwarze Oliven (steinlos, je ca. 20 g)
100 g Magerquark
100 g Tofucreme
1 EL Olivenöl
Meersalz
schwarzer Pfeffer

Arabische Kichererbsencreme

1 Die Kichererbsen in ein Sieb gießen und abtropfen lassen. Den Knoblauch schälen. Beides in einem hohen Gefäß pürieren.
2 Alle weiteren Zutaten zugeben und zu einer feinen Creme verarbeiten.
3 Creme in ein Schälchen füllen und mit den Minzeblättern garnieren. Dazu passt beispielsweise Walnussbrot.

Nährwertangaben pro Portion kcal: 200 | E: 6 g | F: 13 g | KH: 19 g | BS: 4 g | Chol: 0,1 mg | Alphalinolensäure: 1,3 g

 Wirkprinzip: Cholesterinstoffwechsel und Cholesterinrückresorption

Für 4 Portionen
250 g Kichererbsen (aus der Dose)
2 Knoblauchzehen
1 EL Walnussöl
1 EL Olivenöl
4 EL Zitronensaft
Meersalz, schwarzer Pfeffer
frische Minzeblätter

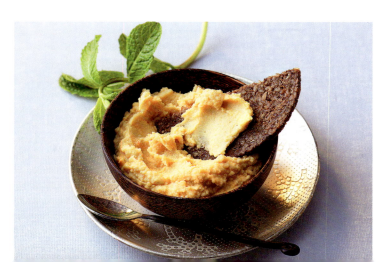

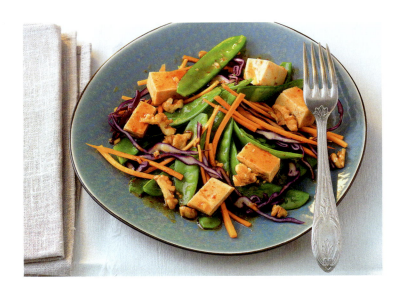

Gemüsesalat mit Tofu

Für 4 Portionen
250 g Tofu
100 g Zuckerschoten
160 g Möhren
100 g Rotkohl
5 Walnüsse (ca. 25 g)

Für die Marinade
2 Knoblauchzehen
1 TL frischer Ingwer
2 EL Chilisauce (z. B. süße thailändische Sauce)
2 EL Sojasauce
2 EL Walnussöl

Vorbereitungszeit: 20 Minuten, Marinierzeit: 1 Stunde

1 Für die Marinade Knoblauch schälen und zerdrücken. Ingwer schälen und reiben. Mit den restlichen Zutaten für die Marinade verrühren.

2 Tofu in 1,5 cm große Stücke schneiden und mit der Marinade vermischen. Mit Folie abgedeckt im Kühlschrank 1 Stunde ziehen lassen.

3 Die Zuckerschoten in kochendem Wasser blanchieren, abgießen und in Eiswasser tauchen. Dann abtropfen lassen, putzen und in etwa 3 cm lange Stücke schneiden. (Sind die Zuckerschoten sehr zart, genügt es, den Stielansatz abzuschneiden.) Möhren und Rotkohl putzen, waschen und in feine Streifen schneiden.

4 Alle Gemüsezutaten miteinander vermischen und den Tofu samt Marinade vorsichtig unterheben.

5 Den Salat auf vier Tellern anrichten. Die Walnüsse hacken und kurz vor dem Servieren darüberstreuen.

Nährwertangaben pro Portion kcal: 193 | E: 9 g | F: 15 g | KH: 6 g | BS: 4 g | Chol: keines | Alphalinolensäure: 1,5 g

 Wirkprinzip: Cholesterinstoffwechsel und Cholesterinrückresorption

Spinat-Ziegenkäse-Soufflé

1 Backofen auf 200 °C vorheizen. Den Spinat gut waschen und putzen, dann in einen großen Topf geben und erwärmen. Meersalz und Pfeffer hinzufügen. Einige Minuten rühren, bis der Spinat zusammengefallen ist. (Bei Bedarf etwas Wasser zugeben.) Den Spinat in ein Sieb abgießen und etwas abkühlen lassen. Anschließend in ein großes, sauberes Küchentuch geben und alle restliche Flüssigkeit ausdrücken. Den Spinat fein hacken und beiseitestellen. Die Schalotten und Knoblauchzehen schälen und fein hacken.

2 Das Walnussöl erwärmen, die Schalotten und den Knoblauch hinzufügen, bei mittlerer Temperatur weich dünsten. Mehl und Cayennepfeffer dazugeben, bei schwacher Hitze 2–3 Minuten verrühren. Nun die Milch zugeben und die Mischung für einige Minuten köcheln lassen, bis sie dick wird. In eine nicht zu kleine Schüssel geben und abkühlen lassen. Den Backofen auf 200 °C aufheizen.

3 Vier ofenfeste Souffléförmchen (je ca. 150 ml Inhalt) mit Rapsöl auspinseln. Den Ziegenkäse in die Milchmasse krümeln, den Parmesan zugeben. Eier trennen. Den gehackten Spinat und Eigelb ebenfalls in die Milch rühren. Das Eiweiß sehr steif schlagen und vorsichtig unterheben. Die Masse in die Schälchen füllen und diese leicht auf die Arbeitsfläche klopfen, damit Lufteinschlüsse entweichen. Mit einem Messer um den Rand der Masse fahren.

Für 4 Portionen
250 g junger Blattspinat
Meersalz, schwarzer Pfeffer
2 Schalotten
4 Knoblauchzehen
1 ½ EL Walnussöl
25 g Mehl
1 Msp. Cayennepfeffer
125 ml Milch (1,5 % Fett)
1 ½ EL Rapsöl
100 g weicher Ziegenkäse
1 EL Parmesan (gerieben)
2 mittelgroße Eier

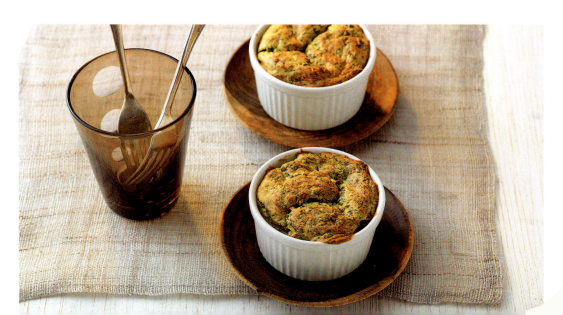

4 Ein tiefes Backblech etwa 1 cm mit Wasser füllen, die Förmchen daraufstellen und im vorgeheizten Backofen 13–15 Minuten backen. Die Soufflés sind fertig, wenn Sie goldbraun und aufgegangen sind. Sofort servieren. Ein knackiger Salat passt prima als Beilage.

Nährwertangaben pro Portion kcal: 219 | E: 11 g | F: 16 g | KH: 8 g | BS: 2 g | Chol: 99 mg | Alphalinolensäure: 1 g

  Wirkprinzip: Cholesterinstoffwechsel, Cholesterinrückresorption, Cholesterinausscheidung

Grüner Spargelsalat mit Kirschtomaten

Für 4 Portionen
750 g grüner Spargel
Meersalz
1 gestrichener EL Zucker
400 g Kirschtomaten
40 g Pinienkerne
2 EL Walnussöl
1 EL Olivenöl
2 TL Crema di Aceto Balsamico
60 g Parmesan oder Grana Padano (fein gehobelt)

1 Den Spargel waschen, am unteren Drittel schälen, die Enden abschneiden und in einem großen Topf mit kochendem Salzwasser sowie dem Zucker 4–5 Minuten garen. Herausnehmen und abtropfen lassen.

2 Die Kirschtomaten halbieren.

3 Die Pinienkerne in einer trockenen Pfanne kurz anrösten.

4 Den Spargel mit den Kirschtomaten auf vier Tellern anrichten.

5 Walnuss- und Olivenöl verrühren und über den Spargel träufeln. Crema di Aceto Balsamico ebenfalls darüberträufeln. Zum Schluss mit gerösteten Pinienkernen und gehobeltem Parmesan bestreuen.

Nährwertangaben pro Portion kcal: 260 | E: 12 g | F: 21 g | KH: 6 g | BS: 4,5 g | Chol: 12 mg | Alphalinolensäure: 0,7 g

Wirkprinzip: Cholesterinrückresorption und Cholesterinausscheidung

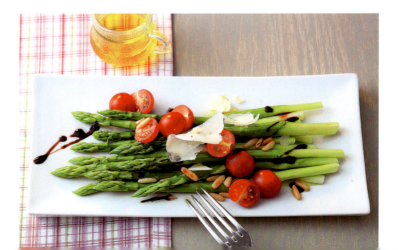

Rindercarpaccio mit Walnüssen

1 Rinderfilet waschen, trocken tupfen und hauchdünn aufschneiden.

2 Aceto balsamico, Crema di Aceto balsamico, Honig, Salz und Pfeffer miteinander verrühren. Walnuss- und Olivenöl kräftig einrühren – so entsteht eine cremige Konsistenz.

3 Ruccola waschen, putzen und trocknen. Die Walnüsse grob hacken.

4 Die Hälfte der Marinade auf vier Teller verteilen, die Filetscheiben daraufwerfen und mit der restlichen Marinade bestreichen; noch einmal mit gröberem Salz und Pfeffer würzen. Die Walnüsse darüberstreuen.

5 Ruccola als Sträußchen dekorativ auf dem Teller platzieren und ein paar klein gerupfte Blättchen über das Carpaccio streuen. Dazu knuspriges Vollkornbaguette reichen.

Nährwertangaben pro Portion kcal: 327 | E: 25 g | F: 21 g | KH: 8 g | BS: 1,5 g | Chol: 55 mg | Alphalinolensäure: 1,8 g

Wirkprinzip: Cholesterinstoffwechsel und Cholesterinausscheidung

Für 4 Portionen
240 g Rinderfilet
2 EL Aceto balsamico
1 TL Crema di Aceto balsamico
1 TL Honig
Meersalz, schwarzer Pfeffer
3 EL Walnussöl
1 EL Olivenöl
1 EL Zitronensaft
1 Bund Ruccola
8 Walnüsse (ca. 40 g)
grobes Meersalz

Natur- und Wildreissalat

1 Zwiebeln schälen, Parika waschen, entkernen und beides fein schneiden. Staudensellerie in dünne Scheiben schneiden. Petersilie waschen und trocken tupfen. Die Blättchen abzupfen und hacken.

2 Pinienkerne in einer beschichteten Pfanne ohne Fett anrösten, anschließend beiseitestellen.

3 Alle Zutaten für das Dressing in einer Schüssel kräftig verrühren

4 Wild- und Naturreis in zwei Töpfen und reichlich Wasser garen; der Wildreis benötigt 30–40 Minuten, der Naturreis 25–30. In ein Sieb abgießen und abkühlen lassen.

5 Zwiebeln, Paprika und Sellerie in einer Schüssel mit der Petersilie und dem abgekühlten Reis vermengen. Das Dressing über den Salat gießen und vorsichtig unterheben. Mit den gerösteten Kernen garnieren.

Nährwertangaben pro Portion kcal: 401 | E: 9 g | F: 18 g | KH: 49 g | BS: 6,4 g | Chol: 0,2 mg | Alphalinolensäure: 0,8 g

Wirkprinzip: Cholesterinrückresorption und Cholesterinausscheidung

Für 4 Portionen
2 mittelgroße rote Zwiebeln, 1 rote Paprika
1/2 Bund Staudensellerie
1/2 Bund großblättrige Petersilie
4 EL Pinienkerne
70 g Wildreis
130 g Naturreis

Für das Dressing
100 ml Orangensaft
2 EL Zitronensaft
je 1 gestrichener TL abgeriebene, unbehandelte Orangen- und Zitronenschale
1 EL Olivenöl, 2 EL Rapsöl

Sardinen mit Knoblauch und Zitrone

Für 4 Portionen
200 g Sardinen, küchenfertig (entschuppt, ausgenommen, ohne Kopf)
2 EL glatte Petersilie
Knoblauchzehen nach Geschmack
4 EL Olivenöl
1 Zitrone
2 EL Weißweinessig
Meersalz

1 Die Sardinen auf einer Servierplatte anrichten. Petersilie und Knoblauch fein hacken, miteinander vermischen und darüberstreuen. Das Öl auf den Sardinen verteilen.

2 Zitrone halbieren und auspressen. Den Saft zusammen mit dem Essig über die Fische träufeln nach Geschmack mit etwas Salz würzen.

Nährwertangaben pro Portion kcal: 222 | E: 12 g | F: 15 g | KH: 8 g | BS: 0,5 g | Chol: 9 mg | Alphalinolensäure: 0,2 g | Eicos: 0,3 g | Docos: 0,4 g

 Wirkprinzip: Cholesterinstoffwechsel und Cholesterinausscheidung

Vitello tonnato

Für 4 Portionen
320 g kalten Kalbsbraten (man verwendet hierfür das »falsche Filet«, auch »Rose« genannt)

Für die Thunfischsauce
2 TL scharfer Senf, 1 Ei
80 g Joghurt (1,5 % Fett)
5 EL mildes Olivenöl
130 g Thunfisch (aus der Dose, in Wasser eingelegt)
2 EL Kapern
2 EL Zitronensaft
Meersalz
schwarzer Pfeffer

1 Für die Sauce Senf, Ei und Joghurt cremig schlagen. Das Olivenöl langsam einfließen lassen und zu einer »Mayonnaise« verarbeiten.

2 Thunfisch in kleine Stückchen teilen und mit den Kapern im Mixer fein pürieren. Den Zitronensaft hinzugeben. Die Thunfischmasse mit der Mayonnaise vermischen, mit Meersalz und Pfeffer abschmecken.

3 Kalbsbraten in feine Scheiben schneiden und auf vier Teller verteilen. Je einen Klecks Thunfischsauce daraufgeben. Die restliche Thunfischsauce separat reichen.

Nährwertangaben pro Portion kcal: 368 | E: 31 g | F: 26 g | KH: 2,5 g | BS: keine | Chol: 126 mg | Alphalinolensäure: 0,5 g

Wirkprinzip: Cholesterinstoffwechsel und Cholesterinausscheidung

TIPP
Eine schmackhafte Variante des Vitello tonnato lässt sich mit Putenfleisch zaubern: 800 g mageren Rollbraten mit einem Sud aus 1 Flasche Weißwein, Wasser, 1 ganzen Zwiebel, 6 Nelken und 2 Lorbeerblättern bedecken; 2 Stunden sanft garen. Im Sud abkühlen lassen. Am nächsten Tag abtupfen und dünn aufschneiden.

Pasta und Pizza

Zunächst ein Grundrezept für einen Tomatensugo, der sich sehr vielfältig einsetzen lässt.

Grundrezept Tomatensugo

1 Tomaten waschen und fein würfeln.
2 Die Zwiebeln und Knoblauchzehen schälen und – jeweils getrennt – fein würfeln. Nun die Zwiebeln in Rapsöl andünsten, den Knoblauch zugeben und kurz mitdünsten. Die gewürfelten Tomaten sowie die Dosentomaten zugeben und ebenfalls dünsten.
3 Vom Basilikum die Blättchen abzupfen und fein schneiden. Zum Sugo geben. Mit Salz, Pfeffer und Zucker abschmecken.
4 Den Sugo ca. 30 Minuten bei kleiner Hitze köcheln lassen. Mit dem Mixstab pürieren; eventuell nochmals abschmecken.

Für 4 Portionen
250 g reife Tomaten
2 Zwiebeln
2 Knoblauchzehen
1 EL Rapsöl
1 Dose geschälte Tomaten
4 Stiele Basilikum
Meersalz, schwarzer Pfeffer
1 Prise Zucker

Nährwertangaben pro Portion kcal: 64 | E: 2 g | F: 4 g | KH: 6 g | BS: 2 g | Chol: keines | Alphalinolensäure: 0,3 g

  Wirkprinzip: Cholesterinrückresorption und Cholesterinausscheidung

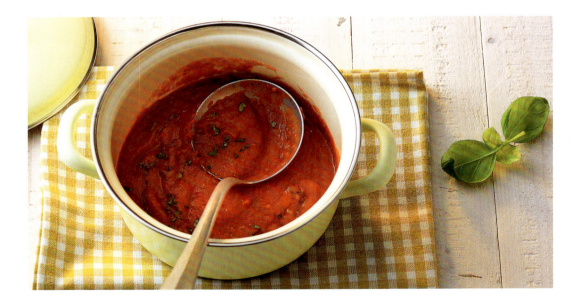

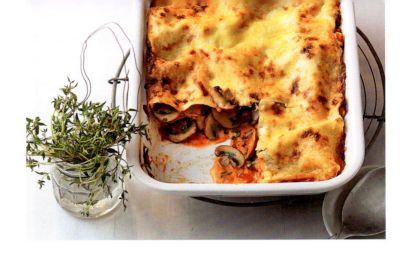

Lasagne mit Champignons

Für 4 Portionen
500 g Champignons (vorzugsweise braune Steinchampignons)
1 EL Thymian
1 EL glatte Petersilie
3 Schalotten
3 Knoblauchzehen
2 ½ EL Rapsöl
10 Lasagneplatten (»ohne Vorkochen«)
75 g Parmesankäse (gerieben)

Für den Tomatensugo
siehe Grundrezept Seite 89

Für die Bechamelsauce
500 ml Milch
50 g Margarine
50 g Mehl
25 g Parmesankäse (gerieben)
Meersalz, schwarzer Pfeffer
Muskatnuss (gerieben)

1 Die Champignons putzen und mit einem trockenen Tuch oder Küchenkrepp säubern. Anschließend in feine Scheiben schneiden. Thymian und Petersilie waschen und fein schneiden.

2 Schalotten und Knoblauch schälen und fein schneiden; in 2 EL Rapsöl glasig dünsten. Die Champignons zugeben und kurz braten. Mit den Gewürzen und Kräutern abschmecken.

3 Den Tomatensugo nach Grundrezept zubereiten.

4 Für die Bechamelsauce die Milch in einem Topf erwärmen. Die Margarine in einem zweiten Topf zerlassen, das Mehl durch ein Sieb hineinsieben; dabei ständig rühren. Nun die warme Milch langsam zugeben und ständig weiterrühren, damit sich keine Klümpchen bilden. Die Sauce aufkochen und 3–4 Minuten köcheln lassen. Den Parmesan hinzugeben. Mit Salz, Pfeffer und Muskat abschmecken. Zwischenzeitlich den Backofen auf 220 °C vorheizen.

5 Eine ofenfeste Form mit dem restlichen Rapsöl einstreichen. Abwechselnd Lasagneplatten, Tomatensugo, Champignons und Bechamelsauce in die Form schichten. Mit Bechamelsauce abschließen. Die Lasagne auf der mittleren Schiene im Ofen bei 200 °C ca. 20 Minuten backen. Nach der Hälfte der Backzeit den Parmesankäse aufstreuen und die Lasagne weiterbacken.

Nährwertangaben pro Portion kcal: 626 | E: 25 g | F: 33 g | KH: 56 g | BS: 8 g | Chol: 28 mg | Alphalinolensäure: 1,2 g

Wirkprinzip: Cholesterinstoffwechsel, Cholesterinrückresorption, Cholesterinausscheidung

Gemüsepizza

1 Mehl in eine Schüssel geben, mit der Trockenhefe vermischen. ½ l lauwarmes Wasser, Öl und Salz zugeben und alles zu einem elastischen Teig verarbeiten. Zugedeckt an einem warmen Ort ca. 20–30 Minuten gehen lassen. Den Backofen auf 200 °C vorheizen.
2 Das Gemüse waschen, putzen und schneiden. Die Kräuter von den Stielen zupfen und hacken. Knoblauch schälen und zerdrücken.
3 Das Tomatenpüree mit Pfeffer und ⅓ der Kräuter würzen. Knoblauch schälen und dazupressen.
4 Den Teig noch einmal kräftig durchkneten, ausrollen und auf ein mit Backpapier belegtes Blech legen. Zunächst mit dem gewürzten Tomatenpüree bestreichen, dann sämtliche weitere Gemüsezutaten darauf verteilen, mit Pfeffer, Salz und den restlichen Kräutern würzen. 2 EL Olivenöl aufträufeln. Im heißen Ofen ca. 15 Minuten backen, mit geriebenem Edamer bestreuen und in 8–10 Minuten fertig backen. Die Teigränder sollten leicht knusprig sein.

Nährwertangaben pro Portion kcal: 681 | E: 25 g | F: 26 g | KH: 86 g | BS: 18,4 g | Chol: 15 mg | Alphalinolensäure: 0,4 g

Wirkprinzip: Cholesterinstoffwechsel, Cholesterinrückresorption, Cholesterinausscheidung

Für 1 Blech
500 g Dinkelvollkornmehl
1 Päckchen Trockenhefe
2 EL Oliven- oder Rapsöl
½ TL Salz

Für den Belag
750 g Gemüse der Saison
(vorher blanchieren)
je ½ Bund Oregano und
Basilikum
500 ml Tomatenpüree oder
Pizzatomaten aus der Dose
schwarzer Pfeffer
2 Knoblauchzehen
Meersalz
2 EL Olivenöl
100 g Edamer (gerieben)

Pizza mit Ruccola und Parmesan

1 Pizzateig wie oben zubereiten.; ebenso das Tomatenpüree mit den Gewürzen, Knoblauch und Kräutern zubereiten und auf dem Teig verteilen. Pizza im Backofen 15–20 Minuten backen.
2 Währenddessen Ruccola waschen und trocken schwenken. Die festen Stiele abzupfen oder abschneiden. Tomaten waschen und würfeln.
3 Sobald die Pizza fertig gebacken ist, aus dem Ofen nehmen, sofort die Tomaten und den Ruccola darauf verteilen und den gehobelten Parmesan aufstreuen. Mit Olivenöl beträufeln.

Nährwertangaben pro Portion kcal: 625 | E: 22 g | F: 23 g | KH: 81 g | BS: 16 g | Chol: 10 mg | Alphalinolensäure: 0,4 g

Wirkprinzip: Cholesterinrückresorption und Cholesterinausscheidung

Für 1 Blech
Zuaten siehe oberes Rezept
(ohne Edamer)

Außerdem für den Belag
150 g Ruccola
300 g aromatische Tomaten
50 g Parmesan (gehobelt)
2 EL Olivenöl

Rigatoni mit Thunfisch-Kirschtomaten-Sugo

Für 4 Portionen
4 Schalotten
4 Knoblauchzehen
4 Tomaten
3 EL Rapsöl
1 TL Kapern
20 Kirschtomaten
50 ml trockener Weißwein
200 g Thunfisch
100 ml Brühe
Salz, schwarzer Pfeffer
500 g Rigatoni
½ Bund frisches Basilikum
getrocknete Peperoncini

1 Schalotten und Knoblauch schälen. Schalotten halbieren und in feine Ringe schneiden. Knoblauch in feine Scheiben, Tomaten waschen und in kleine Würfel schneiden. Dabei die Stielansätze entfernen.

2 Die Zwiebeln in Rapsöl glasig werden lassen. Die gewürfelten Tomaten, den Knoblauch und die Kapern hinzugeben und dünsten. Kirschtomaten zugeben, alles mit Weißwein ablöschen und bei starker Hitze kurz einköcheln lassen.

3 Den Thunfisch abtropfen, mit einer Gabel in mundgerechte Stücke zerteilen und zugeben. Mit Brühe auffüllen, salzen und pfeffern. Die Sauce zirka 10 Minuten leise köcheln lassen. Inzwischen die Rigatoni in reichlich Salzwasser al dente kochen.

4 Basilikum abbrausen und trockenschwenken. Die Blättchen abzupfen, einige zur Garnitur beiseitelegen, den Rest fein schneiden.

5 Die Nudeln abgießen, abtropfen lassen und in den Thunfischsugo geben. Mit Basilikum, eventuell Peperoncini und falls nötig noch einmal mit Pfeffer und Salz abschmecken. Die Pasta auf vorgewärmten tiefen Tellern anrichten und mit den Basilikumblättchen garnieren.

Nährwertangaben pro Portion kcal: 664 | E: 29 g | F: 16 g | KH: 96 g | BS: 9 g | Chol: 26 mg | Alphalinolensäure: 1 g

   Wirkprinzip: Cholesterinstoffwechsel, Cholesterinrückresorption, Cholesterinausscheidung

TIPP
Verwenden Sie möglichst nur italienische Nudeln aus Hartweizengrieß ohne Ei. So sparen Sie auf einfache und schmackhafte Weise Cholesterin.

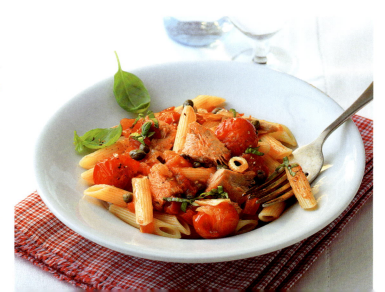

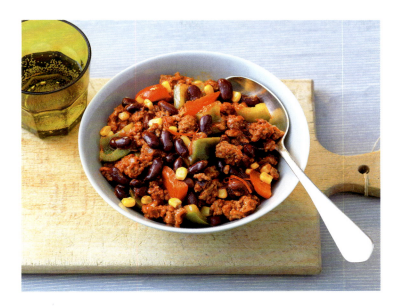

Fleisch- und Geflügelgerichte

Chili con Carne

1 Zwiebeln und Knoblauch schälen und fein würfeln. Paprika und Chilischoten waschen, putzen und entkernen. Paprika würfeln und Chilischoten in sehr feine Streifen schneiden.
2 In einem Topf das Hackfleisch in Rapsöl anbraten, Zwiebeln und Knoblauch zugeben, ebenfalls anbraten. Tomatenmark hinzufügen und anbraten. Mit der Fleischbrühe ablöschen. Den Bratensatz lösen.
3 Kidneybohnen und Mais abtropfen lassen. Mit den gewürfelten Paprika- und Chilischoten unterheben. Das Ganze ca. 15 Minuten bei mittlerer Hitze köcheln lassen. Mit den Gewürzen kräftig abschmecken.
4 Das Chili in vorgewärmten Schalen anrichten. Dazu knuspriges Vollkornbaguette reichen.

Nährwertangaben pro Portion kcal: 388 | E: 28 g | F: 18 g | KH: 26 g | BS: 10 g | Chol: 43 mg | Alphalinolensäure: 0,8 g

Wirkprinzip: Cholesterinrückresorption und Cholesterinausscheidung

Für 4 Portionen
2 rote Zwiebeln
2 Knoblauchzehen
je 1 rote und grüne Paprika
je 1 rote und grüne Chilischote
250 g Rinderhackfleisch
2 EL Rapsöl
2 EL Tomatenmark
200 ml Fleischbrühe
300 g Kidneybohnen (aus der Dose)
1 kleine Dose Mais
1 Msp. Cayennepfeffer
schwarzer Pfeffer
Meersalz
1 Vollkornbaguette

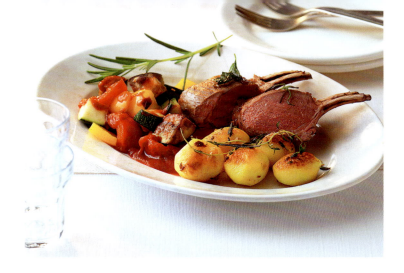

Lammkarree mit Ratatouillegemüse

Für 4 Portionen
600 g sehr kleine Kartoffeln, festkochend
Lammkarree (mit 16 Rippenknochen)
Meersalz, schwarzer Pfeffer
3 EL Rapsöl
2 Thymianzweige
3 Rosmarinzweige
½ Bund Salbei
4 Knoblauchzehen

Für das Ratatouille
1 rote Zwiebel
2 Knoblauchzehen
2 kleine Zucchini
1 Aubergine
je 1 rote und gelbe Paprika
2 EL Rapsöl
150 ml passierte Tomaten
Meersalz, schwarzer Pfeffer
Cayennepfeffer

1 Backofen auf 150 °C vorheizen. Kartoffeln waschen und bürsten.

2 Das Lammkarree mit Salz und Pfeffer würzen. Rapsöl erhitzen. Kräuter – bis auf 1 Zweig Rosmarin und den Salbei – zugeben. Knoblauch schälen und dazupressen. Das Fleisch rundherum anbraten und anschließend auf ein tiefes Backblech legen. Den Kräutersud aus der Pfanne darübergießen. Kartoffeln, Salbei und den letzten Rosmarinzweig um das Fleisch verteilen, salzen. Eventuell noch etwas Rapsöl zugeben. Im heißen Backofen ca. 20 Minuten garen.

3 Das Fleisch herausnehmen, in Folie wickeln, warm stellen und ruhen lassen. Die Kartoffeln bei ca. 180 °C weitere 10 Minuten garen.

4 Für das Ratatouille Zwiebel und Knoblauch schälen und würfeln. Das restliche Gemüse waschen, putzen und in kleine Würfel schneiden.

5 Das Gemüse in heißem Rapsöl anschwitzen, mit den passierten Tomaten auffüllen, die Hitze reduzieren und alles ca. 10 Minuten leise köcheln lassen. Gelegentlich umrühren. Mit Salz, Pfeffer und Cayennepfeffer herzhaft abschmecken.

6 Das Lammkarree zwischen den Rippenknochen durchschneiden und pro Person vier Rippchen mit dem Gemüse und den Kartoffeln auf den vorgewärmten Tellern anrichten.

Nährwertangaben pro Portion kcal: 601 | E: 47 g | F: 30 g | KH: 33 g | BS: 10 g, Chol: 131 mg | Alphalinolensäure: 1,5 g

  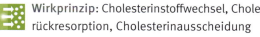

Wirkprinzip: Cholesterinstoffwechsel, Cholesterinrückresorption, Cholesterinausscheidung

Coq au Vin

1 Das Hähnchen waschen, trocknen und in vier Stücke zerteilen: an den Flügeln die halbe Brust lassen.
2 Den Speck klein würfeln. Die Schalotten schälen und die Champignons putzen; beides nicht zerkleinern. Knoblauch abziehen und fein hacken. Möhren, Sellerie und Lauch waschen, putzen und schneiden.
3 Das Rapsöl in einem weiten Topf oder Bräter erhitzen, den Speck darin glasig dünsten, Geflügelteile darin rundherum anbraten. Schalotten, Champignons und Knoblauch zugeben, mit Salz und Pfeffer bestreuen. Bei schwacher Hitze den Weinbrand zugießen und flambieren. Möhren, Sellerie, Lauch und das Kräutersträußchen dazugeben, mit Weißwein angießen. Den Topf verschließen und alles bei mittlerer Hitze gut eine Stunde schmoren. Den Topf ab und zu rütteln.
4 Die gegarten Hähnchenteile mit den Champignons und den Schalotten herausheben und warm halten. Das Kräutersträußchen entfernen. Den Fond und das darin verbliebene Gemüse pürieren; auf diese Weise entsteht eine cremige Sauce.
5 Coq au Vin mit den Schalotten und Champignons auf einer vorgewärmten Platte anrichten und die Sauce darübergeben.

Für 4 Portionen
1 Hähnchen (ca. 800 g)
40 g sehr magerer geräucherter Speck
125 g Schalotten
125 g Champignons
2 Knoblauchzehen
150 g Möhren
½ Bund Staudensellerie
1 kleine Stange Lauch
2 EL Rapsöl
Meersalz, schwarzer Pfeffer
2 cl Weinbrand
1 Kräutersträußchen aus Thymian, Petersilie, Liebstöckel und Rosmarin
½ l trockener Weißwein

Nährwertangaben pro Portion kcal: 489 | E: 48 g | F: 23 g | KH: 6 g | BS: 4 g | Chol: 158 mg | Alphalinolensäure: 0,8 g

 Wirkprinzip: Cholesterinstoffwechsel und Cholesterinausscheidung

---

ROSMARIN, SALBEI UND THYMIAN ...

... verleihen Ihrem Essen nicht nur einen unwiderstehlichen Duft und geschmacklichen »Pfiff«; die darin enthaltenen ätherischen Öle bieten auch ein gesundheitliches Plus. Beispielsweise fördern Borneol und Campher in Rosmarin sowie Tymol und Campher in Thymian die Fettverdauung. Alle drei Kräuter enthalten zudem Sekundäre Pflanzenstoffe wie Flavonoide und Saponine. Diese helfen unter anderem, im Darm Cholesterin zu binden. Flavonoide haben eine antioxidative und damit zellschützende Wirkung.

Rosmarinkartoffeln

Für 4 Portionen
600 g kleine, junge Kartoffeln (festkochend)
grobes Meersalz
8 Knoblauchzehen
3 Zweige Rosmarin
3 EL Rapsöl
schwarzer Pfeffer

1 Kartoffeln gründlich abwaschen, eventuell mit der Gemüsebürste sauber schrubben. Rund 10 Minuten in kochendem Salzwasser vorgaren, abgießen und halbieren.

2 Knoblauch schälen und längs vierteln. Rosmarin waschen, trocknen und die Nadeln abzupfen.

3 Rapsöl in einer Pfanne erhitzen, die Kartoffeln mit den Schnittflächen nach unten hineinlegen, Rosmarin darüberstreuen, mit Salz und Pfeffer würzen, rund 10 Minuten bei mittlerer Hitze braten.

Nährwertangaben pro Portion kcal: 221 | E: 4 g | F: 11 g | KH: 25 g | BS: 4 g | Chol: 0,2 mg | Alphalinolensäure: 0,8 g

 Wirkprinzip: Cholesterinstoffwechsel und Cholesterinrückresorption

Roastbeef mit Oliven-Kräuter-Kruste

Für 4 Portionen
600 g Roastbeef
Meersalz
4 ½ EL Rapsöl
schwarzer Pfeffer
6 Knoblauchzehen
3 Zweige Thymian
2 Zweige Rosmarin
400 g Kirschtomaten
400 g kleine Kartoffeln, festkochend
1 ½ TL Dijonsenf

Für die Olivenkruste
100 g Toastbrot
½ Bund Petersilie
3 Zweige Thymian
11 grüne Oliven (steinlos)
65 g Margarine
Meersalz, schwarzer Pfeffer

1 Den Backofen auf 80 °C vorheizen. Das Roastbeef trocken tupfen und salzen. In einer Pfanne mit 2 EL Rapsöl 8–10 Minuten rundum anbraten. Das Fleisch in einen Bräter legen, mit 1 EL Öl einstreichen und mit Pfeffer würzen.

2 Den Knoblauch schälen, die Zehen halbieren, zusammen mit den Kräutern um das Fleisch herum verteilen. Das Fleisch in den Ofen schieben und 1,5–2 Stunden garen. Kirschtomaten waschen. Kurz vor Ende der Garzeit ebenfalls in den Bräter legen.

3 Für die Olivenkruste das Toastbrot ohne Rinde zerkrümeln. Petersilie und Thymian waschen und trocknen. Blättchen von den Stielen zupfen und mit dem Brot im Blitzhacker zerkleinern. Die Oliven sehr klein würfeln und mit der Toastbrot-Kräuter-Masse unter die Margarine heben. Mit Salz und Pfeffer würzen; für ca. 20 Minuten in den Kühlschrank stellen, damit die Masse ein wenig fester wird.

4 Zwei Stücke Folie auf die Arbeitsfläche legen. Die kalte Masse auf eine Folie streichen, die zweite darauflegen und mit der Teigrolle ausrollen. Das Stück sollte etwa so groß sein wie das Roastbeef. Masse in der Folie zurück in den Kühlschrank legen, bis das Fleisch fertig ist.

5 Die Kartoffeln gründlich waschen und mit Schale 8–10 Minuten kochen. Anschließend mit dem restlichen Öl in einer Pfanne gut vermi-

schen, Rosmarin zugeben, alles noch einmal durchschwenken und 5–10 Minuten zu Ende garen. Den Backofengrill auf 220 °C (Stufe 4) vorheizen.

6 Mit dem Fleischthermometer kontrollieren Sie den Garpunkt des Fleisches; es sollten 55 °C erreicht sein. Nehmen Sie das Fleisch aus dem Bräter und legen es in eine nicht zu tiefe, feuerfeste Form.

7 Die Kräuter-Oliven-Masse aus dem Kühlschrank nehmen. Das Fleisch auf der oberen Seite mit dem Senf bestreichen. Eine Folie von der gekühlten Masse entfernen und die Platte auf das Fleisch stürzen: etwas andrücken, damit sie haften bleibt. Jetzt die zweite Folie abziehen.

8 Das Fleisch unter den Grill schieben und die Kräuterkruste leicht bräunen lassen. Das Roastbeef aus dem Ofen nehmen und rund 5 Minuten ruhen lassen. Anschließend in Scheiben schneiden und mit den Tomaten und den Rosmarinkartoffeln auf vier Tellern anrichten. Mit Bratensaft beträufeln.

> **TIPP**
> Für dieses Rezept werden die gebratenen Rosmarinkartoffeln mit etwas weniger Fett zubereitet als normalerweise üblich. Denn ein Gericht mit Fleisch enthält bereits einen gewissen Anteil an (verstecktem) Fett. Dem Geschmack tut das keinen Abbruch.

Nährwertangaben pro Portion kcal: 621 | E: 47 g | F: 34 g | KH: 33 g | BS: 6 g | Chol: 98 mg | Alphalinolensäure: 1,4 g

  Wirkprinzip: Cholesterinstoffwechsel, Cholesterinrückresorption, Cholesterinausscheidung

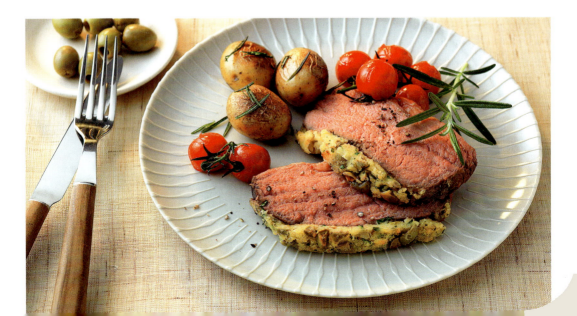

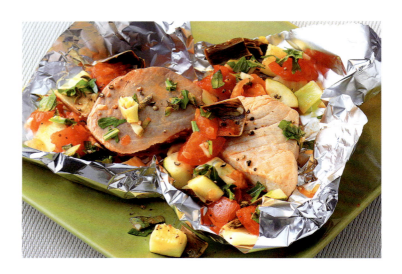

Aus dem Meer

Edelfischduett mit mediterranem Gemüse

Für 4 Portionen
jeweils 4 Steaks vom Gelbflossenthunfisch sowie vom Marlin oder Schwertfisch (alle rund 90 g schwer und 1 cm dick)
Meersalz, schwarzer Pfeffer
400 g Tomaten
400 g Zucchini
200 g Artischocken
200 g Fenchel
8 Knoblauchzehen
frische Kräuter (z. B. Oregano, Basilikum)
4 TL Rapsöl
1 Bund Ruccola

1 Den Backofen auf ca. 200 °C aufheizen und vier Blätter Alufolie von ausreichender Größe für Fisch und Gemüse vorbereiten.
2 Die Fischsteaks kalt abspülen und trocken tupfen. Auf die Folie legen, mit Meersalz und Pfeffer würzen.
3 Das Gemüse waschen, putzen und in kleine Würfel schneiden. Den Knoblauch schälen und wie die Kräuter fein hacken. Alles miteinander vermischen und zu gleichen Teilen auf den Fischsteaks verteilen. Jeweils 1 Teelöffel Rapsöl darüberträufeln.
4 Die Alufolie über dem Fisch zusammenschlagen, zu einem dichten Päckchen verschließen und auf ein Backblech legen. Im 180 °C heißen Ofen 15–20 Minuten garen. Vier Teller vorwärmen, die fertigen Fisch-Gemüse-Päckchen darauf verteilen, vorsichtig öffnen und servieren.

Nährwertangaben pro Portion kcal: 433 | E: 48 g | F: 20 g | KH: 14 g | BS: 9 g | Chol: 104 mg | Alphalinolensäure: 1 g | Eicos: 0,8 g | Docos: 0,7 g

 Wirkprinzip: Cholesterinstoffwechsel, Cholesterinrückresorption, Cholesterinausscheidung

Fischbratlinge auf Gemüse

1 Die Fischfilets in sehr feine Würfel schneiden (oder durch die feine Scheibe vom Fleischwolf drehen).

2 Frühlingszwiebeln, Möhren und Stangensellerie waschen, putzen beziehungsweise schaben und ebenfalls in feine Würfel schneiden.

3 Zerkleinerten Fisch und Gemüsewürfelchen mit Eiweiß und Speisestärke gut vermischen. Mit Meersalz und Chili abschmecken. Zugedeckt ein wenig ziehen lassen.

4 Das Saisongemüse waschen, putzen und eventuell schälen. Falls Sie Schmorgurken wählen, diese halbieren und die Kerne mit einem Löffel herausschaben. Das Gemüse in Scheiben oder Würfel schneiden.

5 Zwiebeln schälen und fein würfeln. 1 EL Rapsöl in einer Pfanne erhitzen. Erst die Zwiebeln darin andünsten, dann das restliche Gemüse hinzugeben. Eventuell mit etwas Gemüsebrühe oder -fond ablöschen und 5–10 Minuten bissfest dünsten. Mit Salz und Pfeffer abschmecken. Vom Herd nehmen und saure Sahne sowie gehackte Kräuter unterheben. Zudecken und warm halten.

6 In einer Pfanne das restliche Rapsöl erhitzen, mit einem Esslöffel aus der Fischmasse einzelne Portionen abstechen und zu Frikadellen formen. Diese im heißen Öl langsam von beiden Seiten goldbraun braten. Mit dem Gemüse anrichten

Für 4 Portionen
je 200 g Lachsfilet,
Thunfischfilet und Heilbutt
100 g Frühlingszwiebeln
oder Lauch
100 g Möhren
100 g Stangensellerie
2 Eiweiß
1 EL Speisestärke
Meersalz, Chili
800 g Saisongemüse
(z. B. Kohlrabi, Schwarzwurzeln oder Schmorgurken)
2 EL Rapsöl
2 rote Zwiebeln
1 Tasse Gemüsebrühe
oder -fond
Meersalz, schwarzer Pfeffer
100 g saure Sahne
2 EL gehackte Kräuter
(z. B. Petersilie oder Dill)

Nährwertangaben pro Portion kcal: 382 | E: 38 g | F: 18 g | KH: 17 g | BS: 7 g, Chol: 72 mg | Alphalinolensäure: 0,8 g | Eicos: 0,5 g | Docos: 0,6 g

   Wirkprinzip: Cholesterinstoffwechsel, Cholesterinrückresorption, Cholesterinausscheidung

---

FETTER FISCH, ABER …

… trotzdem gesund. Lachs, Hering, Makrele, Thunfisch und Sardinen gehören zwar zu denjenigen Fischarten, die relativ viel Fett enthalten. Allerdings besteht dieses Fett zu einem erheblichen Teil aus sogenannten langkettigen Omega-3-Fettsäuren – und die können sich positiv auf die Blutfette auswirken.

Für 4 Portionen
3 Schalotten
3 Knoblauchzehen
4 EL Rapsöl
40 g getrocknete Tomaten
300 g frische Pilze (Sorte nach Angebot und Vorliebe)
100 ml Weißwein
etwas Gemüsebrühe
200 g Bandnudeln (aus Hartweizengrieß)
Meersalz
4 Scheiben Heilbuttfilet (à 150 g)
½ Knoblauchknolle (einfach halbieren)
1 Zweig Rosmarin
2 Zweige Thymian
schwarzer Pfeffer
120 g saure Sahne
2 EL gehackte Petersilie

Heilbutt mit Pilznudeln

1 Schalotten und Knoblauchzehen schälen und fein würfeln. In einer beschichteten Pfanne 2 EL Rapsöl erhitzen. Schalotten- und Knoblauchwürfelchen darin glasig dünsten. Die getrockneten Tomaten fein würfeln und dazugeben.

2 Die Pilze, egal für welche Sorte Sie sich entschieden haben, nicht waschen, sondern falls nötig mit Küchenkrepp abputzen und in Würfel schneiden. Ebenfalls in die Pfanne geben, kurz braten, herausnehmen und warm stellen.

3 Den Bratensatz mit Weißwein und Gemüsebrühe ablöschen, etwas einreduzieren lassen und mit dem Mixstab pürieren. Warm stellen.

4 Die Bandnudeln in reichlich Salzwasser bissfest garen, abgießen und abtropfen lassen.

5 Das Heilbuttfilet mit kaltem Wasser abspülen und trocken tupfen. Das restliche Rapsöl in einer Pfanne erhitzen, den Fisch darin 2 Minuten anbraten. Die halbierte Knoblauchknolle mit der Schnittfläche nach unten in die Pfanne legen, Rosmarin- und Thymianzweige zugeben, die Fischfilets wenden, mit Salz und Pfeffer würzen und von der anderen Seite noch 4–6 Minuten garen.

6 Die Bandnudeln in der Pilzsauce erwärmen. Saure Sahne und gehackte Petersilie hinzugeben. Alles gut durchschwenken; eventuell noch einmal mit Salz und Pfeffer abschmecken. Die Nudeln auf vorgewärmte Teller geben und die Heilbuttfilets darauf anrichten.

Nährwertangaben pro Portion kcal: 434 | E: 22 g | F: 17 g | KH: 41 g | BS: 10 g | Chol: 30 mg | Alphalinolensäure: 2,4 g | Eicos: 0,1 g | Docos: 0,1 g

Wirkprinzip: Cholesterinstoffwechsel und Cholesterinrückresorption

---

NIE MEHR KLEBRIGE NUDELN

Heben Sie ein wenig von dem Kochwasser der Nudeln auf. Sollten diese sehr kleben, schwenken Sie sie kurz vor dem Servieren darin. So werden sie – ohne ein Tröpfchen Öl – wieder schön locker.

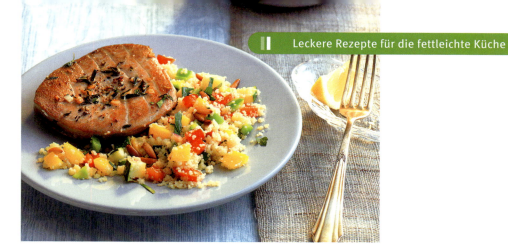

Thunfischsteaks auf Couscous-Gemüse-Salat

1 Für die Marinade den Knoblauch schälen und sehr fein würfeln, mit Olivenöl, Zitronensaft, Salz, Pfeffer und Thymian verrühren. Die Fischfilets darin einlegen und zugedeckt 2–3 Stunden im Kühlschrank ziehen lassen. Aus der Marinade nehmen und abtropfen lassen.
2 Ingwer, Zwiebel und Knoblauch schälen und sehr fein würfeln. Paprika und Zucchini waschen, putzen und ebenfalls in kleine Würfel schneiden. Petersilie waschen, abtrocknen und hacken.
3 Gemüsebrühe aufkochen, über den Couscous gießen, verrühren und alles 5–8 Minuten ziehen lassen.
4 Ingwer und Zwiebeln in 2 EL Rapsöl andünsten. Gemüse und Knoblauch hinzugeben und mitdünsten. Mit weißem Balsamico und Fischfond ablöschen, kurz aufköcheln lassen, vom Herd nehmen, mit Pfeffer, Salz und Chili abschmecken und mit dem Couscous vermengen.
5 Pinienkerne ohne Fett in einer Pfanne unter ständigem Rühren kurz anrösten. Beiseitestellen.
6 Thunfisch im restlichen Rapsöl von beiden Seiten nur je ca. 2 Minuten anbraten. Danach mit etwas Marinade bestreichen.
7 Die Couscous-Gemüse-Mischung auf vier Tellern anrichten, Petersilie und Pinienkerne darüberstreuen und die Thunfischfilets darauflegen.

Nährwertangaben pro Portion kcal: 763 | E: 43 g | F: 37 g | KH: 61 g | BS: 9 g, Chol: 78 mg | Alphalinolensäure: 1,7 g | Eicos: 0,6 g | Docos: 0,6 g

   Wirkprinzip: Cholesterinstoffwechsel, Cholesterinrückresorption, Cholesterinausscheidung

Für 4 Portionen
4 Scheiben frisches Thunfischfilet (à 150 g)
ca. 40 g Ingwer
1 mittelgroße Zwiebel
2 Knoblauchzehen
je 1 kleine rote, grüne und gelbe Paprika
200 g Zucchini
300 ml Gemüsebrühe
250 g Couscous (Instant)
4 EL Rapsöl
3 EL Balsamico bianco
4 EL Fischfond
Meersalz, schwarzer Pfeffer
Chili
40 g Pinienkerne
2 EL gehackte Petersilie

Für die Marinade
2 Knoblauchzehen
100 ml Olivenöl
Saft von 2 Zitronen
Meersalz, schwarzer Pfeffer
2 Thymianzweige, gehackt

Vegetarische Gerichte

Gemüse-Grünkern-Pfanne mit Minzejoghurt

Für 4 Portionen
200 g Grünkern
1 l Gemüsebrühe
2 Zwiebeln
4 Knoblauchzehen
400 g Kirschtomaten
je 1 grüne und gelbe Paprika
3 EL Rapsöl
Meersalz
schwarzer Pfeffer
500 g Joghurt (1,5 % Fett)
2 EL Zitronensaft
4 Zweige frische Minze
je ½ Bund glatte Petersilie und Schnittlauch

1 Grünkern mit Wasser bedecken und über Nacht (ca. 12 Std.) einweichen. Wasser abgießen und den Grünkern in der Gemüsebrühe etwa 30 Minuten garen.

2 Zwiebeln und Knoblauch schälen und fein würfeln. Das Gemüse waschen und putzen. Die Kirschtomaten ganz lassen, die Paprikaschoten in ca. 2 cm große Streifen schneiden.

3 Das Rapsöl in einer Pfanne erhitzen und die Zwiebeln darin glasig dünsten. Paprikastreifen und Knoblauch zugeben und anbraten. Zum Schluss die Kirschtomaten rund 8 Minuten mitdünsten. Mit Salz und Pfeffer würzen.

4 Joghurt mit dem Zitronensaft verrühren, mit etwas Salz abschmecken. Die Minze waschen und trocknen. Die Blättchen abzupfen und fein hacken. Unter den Joghurt rühren. Die restlichen Kräuter ebenfalls waschen, trocknen und fein schneiden beziehungsweise hacken.

5 Den Grünkern auf vier vorgewärmten Tellern anrichten, eine Mulde hineindrücken und das Gemüse daraufgeben. Mit den gehackten Kräutern bestreuen und mit dem Minzejoghurt servieren.

Nährwertangaben pro Portion kcal: 427 | E: 17 g | F: 16 g | KH: 52 g | BS: 11 g | Chol: 6,5 mg | Alphalinolensäure: 1 g

Wirkprinzip: Cholesterinstoffwechsel, Cholesterinrückresorption, Cholesterinausscheidung

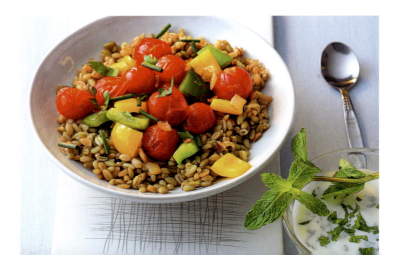

Grünkernbratlinge

1 Gemüsebrühe aufkochen, Grünkern einrühren, einmal aufkochen und bei abgeschalteter Platte ca. 30 Minuten ausquellen lassen.
2 Zwiebeln schälen und fein würfeln. Gemüse waschen, putzen und je nach Sorte klein würfeln oder raspeln. In 1 EL Rapsöl andünsten und unter den abgekühlten Grünkernbrei mischen.
3 Eier und Haferflocken unter die Masse rühren. Mit Salz, Pfeffer und Curry abschmecken. Kräuter dazugeben.
4 Aus der Masse mit feuchten Händen Frikadellen formen. Im restlichen Rapsöl goldbraun braten.

Nährwertangaben pro Portion kcal: 442 | E: 16 g | F: 18 g | KH: 53 g | BS: 8 g | Chol: 119 mg | Alphalinolensäure: 1 g

 Wirkprinzip: Cholesterinstoffwechsel und Cholesterinrückresorption

Für 4 Portionen
1/2 l Gemüsebrühe
200 g Grünkern (geschrotet)
2 Zwiebeln
200 g Gemüse (je nach Saison, z. B. Möhren, Sellerie, Lauch, Weißkohl)
3 EL Rapsöl
2 Eier
100 g Haferflocken
Meersalz
schwarzer Pfeffer
Currypulver
Kräuter der Saison
(z. B. Petersilie, Oregano, Dill, Schnittlauch)

SCHMACKHAFT UND GESUND

Grünkern ist unreif geernteter (daher »grüner«) Dinkel, stammt also aus der Weizenfamilie. Er wird bei ca. 120 °C getrocknet, wodurch er seinen besonderen Geschmack bekommt. Das Getreide enthält viele Ballaststoffe und ist ein guter Lieferant für Magnesium, Kalzium, Eisen, Niacin und Vitamin B_6.

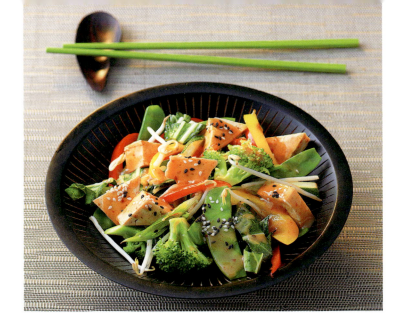

Gemüse-Tofu-Curry

Für 4 Portionen
250 g Tofu
je 50 ml Soja- und Chilisauce
1 EL Erdnussöl
2 Knoblauchzehen
2 cm frischer Ingwer
1 Bund Lauchzwiebeln
je 1 rote und gelbe Paprika
150 g Zucchini
1 Bund Mangold
200 g Zuckerschoten
250 g Brokkoli
100 g Sojasprossen
2 EL Rapsöl
2 TL grüne Currypaste
schwarzer Pfeffer
150 ml Gemüsebrühe
200 ml Kokosmilch (ungesüßt), Meersalz
je 2 TL weiße und schwarze Sesamsamen

1 Tofu in Würfel schneiden. Soja- und Chilisauce sowie Erdnussöl miteinander verrühren, Tofu darin marinieren.

2 Knoblauch und Ingwer schälen und fein würfeln. Lauchzwiebeln waschen, putzen und in Ringe schneiden. Das Gemüse waschen und putzen. Die Paprika, Zucchini und Mangold in Streifen schneiden. Von den Zuckerschoten die Spitzen abschneiden und, wenn nötig, die Fäden ziehen. Brokkoli in Röschen teilen. Zuckerschoten, Brokkoli und Sojasprossen etwa 5 Minuten dämpfen beziehungsweise blanchieren.

3 Öl in einem Wok erhitzen. Lauchzwiebeln darin glasig dünsten. Ingwer und Knoblauch zugeben und kurz mitdünsten. Das Gemüse zugeben und anbraten. Mit der Currypaste und Pfeffer würzen.

4 Mit der Gemüsebrühe ablöschen. Kokosmilch aufgießen und alles kurz köcheln lassen. Tofu mitsamt der Marinade zugeben und in der Sauce erwärmen. Wenn nötig mit etwas Salz abschmecken. Das Curry auf vorgewärmten Tellern anrichten und mit Sesamsamen bestreuen. Dazu passt asiatischer Duftreis.

Nährwertangaben pro Portion kcal: 328 | E: 15 g | F: 18 g | KH: 17 g | BS: 11 g | Chol: keines | Alphalinolensäure: 1,3 g

   Wirkprinzip: Cholesterinstoffwechsel, Cholesterinrückresorption, Cholesterinausscheidung

Tofu-Sesam-Bratlinge

Für 4 Portionen
100 ml Gemüsebrühe
4 EL Sojasauce
1 EL Chilisauce oder Tabasco
400 g Tofu
3 EL Mehl
125 g Sesamsamen
2 EL Rapsöl

1 Gemüsebrühe, Sojasauce und Chilisauce (Tabasco) zu einer Marinade verrühren. Tofu in Scheiben von 2 cm Dicke schneiden und in die Marinade legen. Nach 30 Minuten wenden.
2 Mehl mit 4 EL Wasser verrühren. Sesam in eine Schale geben.
3 Die marinierten Tofuscheiben erst in dem Wasser-Mehl-Brei, dann in den Sesamsamen wenden.
4 Rapsöl in einer Pfanne erhitzen und die Tofuscheiben darin von beiden Seiten knusprig braten. Dazu passt ein frischer Salat der Saison.

Nährwertangaben pro Portion kcal: 373 | E: 17 g | F: 28 g | KH: 14 g | BS: 5 g | Chol: 0,2 mg | Alphalinolensäure: 1,3 g

 Wirkprinzip: Cholesterinstoffwechsel, Cholesterinrückresorption, Cholesterinausscheidung

Mediterranes Kartoffel-Gemüse-Gratin

Für 4 Portionen
2 rote Paprika
1 rote Chilischote,
200 ml Gemüsebrühe
200 ml Tomatenpüree
je 1 TL Paprikapulver edelsüß und rosenscharf
1 Msp. Cayennepfeffer
je 2 Zweige Rosmarin und Thymian
4 Knoblauchzehen
2 Zucchini
1 Aubergine
4 aromatische Tomaten
600 g Kartoffeln (festkochend)
1–2 EL Rapsöl
je 5 grüne und schwarze Oliven (entsteint)
Meersalz, schwarzer Pfeffer

1 Paprika und Chilischoten waschen, putzen, würfeln und mit Gemüsebrühe aufkochen. Etwas abkühlen lassen und mit Tomatenpüree, Paprikapulver sowie Cayennepfeffer pürieren.
2 Rosmarin und Thymian von dem Stielen zupfen, Knoblauch schälen. Alles fein hacken, in den Tomaten-Paprika-Saft rühren und diesen zugedeckt ziehen lassen. Den Backofen auf 200 °C vorheizen.
3 Zucchini, Aubergine und Tomaten waschen, putzen und in ca. 2 cm dicke Scheiben schneiden. Die Kartoffeln schälen, waschen, trocken tupfen und in dünne Scheiben schneiden. Eine Auflaufform mit 1 EL Rapsöl einpinseln. Kartoffel- und Gemüsescheiben abwechselnd dachziegelartig einschichten. Paprika-Tomaten-Saft darübergießen. Die Oliven in Scheiben schneiden und darüberstreuen. Alles salzen und kräftig pfeffern.
4 Das Gratin im heißen Ofen 35–40 Minuten garen. Falls es zu trocken wird, zwischendurch ein paar Tropfen Öl darüber träufeln.

Nährwertangaben pro Portion kcal: 249 | E: 9 g | F: 7 g | KH: 36 g | BS: 11 g | Chol: keines | Alphalinolensäure: 0,5 g

 Wirkprinzip: Cholesterinstoffwechsel, Cholesterinrückresorption, Cholesterinausscheidung

Ofengemüse mediterran

Für 4 Portionen
½ EL Rosmarinnadeln
½ Bund Oregano
1 EL Rapsöl
1 EL Olivenöl
schwarzer Pfeffer
grobes Meersalz
2 kleine Auberginen
2 mittelgroße Zucchini
2 rote Paprika
250 g Kirschtomaten
2 mittelgroße Zwiebeln
15 Knoblauchzehen

Für das Knoblauchbrot
1 Vollkornbaguette
1 Bund glatte Petersilie
2 EL Walnussöl

1 Ein Backblech mit Backpapier auslegen und den Backofen auf 180 °C vorheizen.

2 Vom Oregano die Blättchen abzupfen und mit den Rosmarinnadeln grob hacken. Beides mit den Ölen, Pfeffer und Salz vermischen.

3 Das Gemüse waschen, putzen und in ca. 1 cm dicke Scheiben schneiden, Paprika achteln. Die Zwiebeln schälen und ebenfalls in Achtel schneiden.

4 Gemüse mit dem Kräuteröl vermischen und auf dem Backblech verteilen. Knoblauch in der Schale dazwischenlegen. Das Blech in den Ofen schieben und alles 15–20 Minuten garen. Knoblauch vom Blech nehmen und etwas abkühlen lassen. Das Gemüse auf einer Platte anrichten und warm halten.

5 Für das Knoblauchbrot das Vollkornbaguette in Scheiben schneiden und rösten. Petersilie waschen und trocknen. Blättchen von den Stielen zupfen und hacken. Einige Knoblauchzehen (vom Blech) aus den Häutchen drücken und mit dem Walnussöl sowie der Petersilie zu einer Paste vermischen. Die Knoblauchpaste auf die Brote streichen und zum warmen Gemüse reichen.

Nährwertangaben pro Portion kcal: 363 | E: 10 g | F: 10 g | KH: 41 g | BS: 12 g | Chol: 0,2 mg | Alphalinolensäure: 1,5 g

Wirkprinzip: Cholesterinstoffwechsel, Cholesterinrückresorption, Cholesterinausscheidung

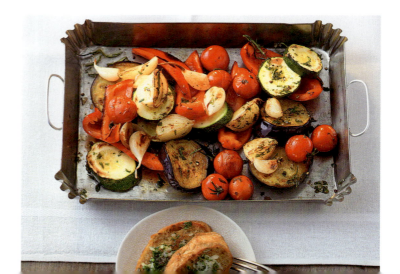

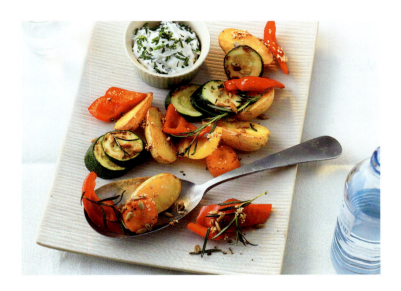

Ofengemüse mit Kräuterquarkdip

1 Ein Backblech mit Backpapier auslegen. Den Backofen auf 180 °C vorheizen.
2 Das Gemüse waschen, putzen und je nach Sorte scälen. In ca. 1 cm dicke Scheiben beziehungsweise Streifen schneiden. Auf ⅔ des Backblechs verteilen. Die Kartoffeln gründlich waschen, halbieren und mit den Schnittseiten nach unten auf dem verbleibenden Drittel verteilen. Mit Salz und Pfeffer würzen.
3 Das Rapsöl gleichmäßig über Gemüse und Kartoffeln tröpfeln. Sonnenblumenkerne und Sesamsamen darüberstreuen. Das Blech in den heißen Ofen schieben und alles 15–20 Minuten garen.
4 Für den Quarkdip Petersilie und Schnittlauch waschen und abtrocknen. Petersilienblättchen abzupfen und fein hacken. Schnittlauch in Röllchen schneiden. Quark mit Mineralwasser glatt rühren, salzen und pfeffern; Kräuter zugeben. Mit dem Ofengemüse servieren.

Nährwertangaben pro Portion kcal: 367 | E: 19 g | F: 16 g | KH: 36 g | BS: 13 g | Chol: 0,8 mg | Alphalinolensäure: 0,8 g

Wirkprinzip: Cholesterinrückresorption und Cholesterinausscheidung

Für 4 Portionen
½ EL Rosmarinnadeln
1000 g Gemüse (z. B. Karotten, Zucchini, Paprika)
500 g kleine Kartoffeln (vorwiegend festkochend)
Meersalz, schwarzer Pfeffer
2 EL Rapsöl
40 g Sonnenblumenkerne
20 g Sesamsamen

Für den Quarkdip
250 g Magerquark
50–75 ml Mineralwasser mit Kohlensäure
Meersalz, schwarzer Pfeffer
je 1 EL Petersilie und Schnittlauch

Zucchini-Kartoffel-Auflauf

Für 4 Portionen
400 g Kartoffeln (festkochend)
3 EL Rapsöl
400 g Zucchini
400 g Tomaten
½ Bund frisches Basilikum
Meersalz, schwarzer Pfeffer
150 g saure Sahne
1 EL Weizenvollkornmehl
75 g Edamer (gerieben)

1 Den Backofen auf 200 °C vorheizen.
2 Kartoffeln waschen beziehungsweise abbürsten. Kartoffeln in dünne Scheiben schneiden. Mit 2 Esslöffeln Rapsöl vermengen. Zucchini und Tomaten ebenfalls waschen und in ca. 1 cm dicke Scheiben schneiden. Basilikumblätter fein schneiden (vorher 12 Blättchen beiseitelegen).
3 Eine Auflaufform mit dem restlichen Öl einfetten und ⅔ der Kartoffeln darin verteilen. Mit Salz und Pfeffer würzen, die Hälfte des Basilikums darüberstreuen. Das Gemüse abwechselnd einschichten, wieder salzen und pfeffern und mit dem Rest des Basilikums bestreuen. Die restlichen Kartoffeln daraufschichten.
4 Saure Sahne mit Mehl verrühren, salzen, pfeffern und auf die Kartoffeln streichen. Den geriebenen Edamer darüberstreuen. Im heißen Ofen 30 Minuten backen, danach noch etwa 5 Minuten ruhen lassen. Den Auflauf auf vier tiefen Tellern anrichten und mit jeweils 3 Basilikumblättchen garnieren.

Nährwertangaben pro Portion kcal: 312 | E: 12 g | F: 18 g | KH: 24 g | BS: 5 g | Chol: 21 mg | Alphalinolensäure: 1 g

 Wirkprinzip: Cholesterinstoffwechsel und Cholesterinrückresorption

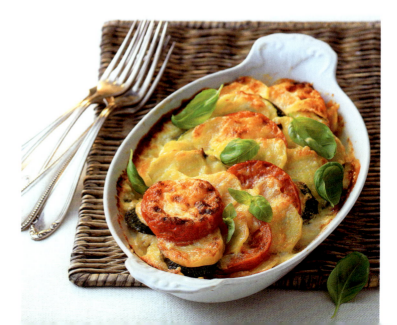

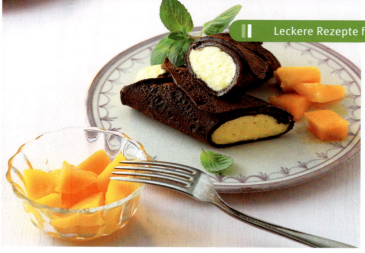

Desserts und Gebäck

Schokoladenpfannkuchen mit Mangomousse

1 40 ml Maracujasaft mit dem Limettensaft erwärmen, die Gelatine in kaltem Wasser einweichen, herausnehmen, ausdrücken und in dem warmen Saft auflösen.

2 Die Mangos schälen, das Fruchtfleisch längs am Kern entlang herunterschneiden und würfeln. Mit dem restlichen Maracujasaft und 25 g Puderzucker vermischen; die Hälfte davon für das Kompott beiseite stellen, den Rest pürieren. Die Gelatine-Fruchtsaft-Mischung unter das Mangopüree ziehen. Eiweiß mit dem restlichen Puderzucker zu steifem Schnee schlagen und unter das Mangopüree heben. In den Kühlschrank stellen.

3 Für den Pfannkuchenteig alle Zutaten bis auf Margarine und Minze in einer Schüssel mit dem Mixer glatt rühren. In einer beschichteten Pfanne mit jeweils ½ TL Margarine vier Pfannkuchen backen.

4 Wenn die Pfannkuchen abgekühlt sind, die Mangomousse mit einem Spritzbeutel als Streifen in der Mitte der Pfannkuchen platzieren. Die Pfannkuchen aufrollen und diagonal halbieren. Mit dem Mangokompott auf vier Tellern anrichten und mit Minzezweiglein garnieren.

Nährwertangaben pro Portion kcal: 420 | E: 15 g | F: 13 g | KH: 57 g | BS: 6 g | Chol: 102 mg | Alphalinolensäure: 0,5 g

 Wirkprinzip: Cholesterinstoffwechsel und Cholesterinrückresorption

Für 4 Portionen
200 ml Milch (1,5 % Fett)
50 ml Mineralwasser mit Kohlensäure
40 g Zucker
2 Eier (Größe M)
1 EL Walnussöl
90 g Mehl
35 g Kakaopulver
1 EL Margarine
4 Minzezweiglein

Für die Füllung
100 ml Maracujasaft
Saft von 1 Limette
4 Blatt weiße Gelatine
2 reife Mangos (ca. 400 g)
60 g Puderzucker
3 Eiweiß

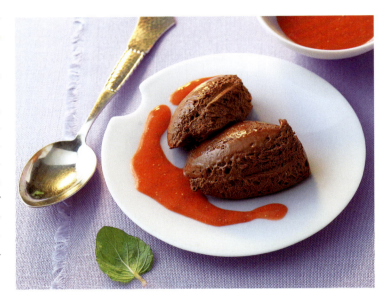

TIPP
Das Öl ersetzt in diesem Rezept die sonst in größerer Menge verwendeten Eier. Die Mousse wird so nicht nur sehr cremig, sondern Sie können auch ordentlich Nahrungscholesterin einsparen. Übrigens: Je höher der Kakaoanteil der Schokolade, umso aromatischer schmeckt die Mousse.

Für 4 Portionen
75 g Zartbitterschokolade (86 % Kakao)
1 EL Rapsöl
1 EL Walnussöl
1 Ei
1 Eiweiß
Meersalz
20 g Puderzucker
75 g Schlagsahne

Für das Erdbeerpüree
250 g Erdbeeren
1 EL Zucker

Schokoladenmousse mit Erdbeerpüree

1 Die Schokolade zerbröckeln und über dem heißen Wasserbad auflösen. Die beiden Öle unterrühren.

2 Das Ei trennen. Eiweiß mit 1 Prise Salz zu sehr steifem Schnee schlagen. Die Sahne ebenfalls steif schlagen. Eigelb mit Puderzucker schaumig rühren, bis sich der Zucker ganz aufgelöst hat. Die Schokoladen-Öl-Creme unter das Eigelb ziehen. Sahne schlagen und unter das Elgelb heben. Zum Schluss den Eischnee unterziehen. Die Schokoladenmousse mindestens 2 Stunden kalt stellen.

3 Für das Erdbeerpüree die Erdbeeren waschen und vorsichtig trocken tupfen. Die Blütenkelche entfernen, das Fruchtfleisch pürieren. Mit Zucker süßen. Mit einem Esslöffel Nocken von der Mousse abstechen (die Löffel zwischendurch in kaltes Wasser tauchen) und auf vier Dessertteller setzen. Mit Erdbeerpüree garnieren.

Nährwertangaben pro Portion kcal: 259 | E: 5 g | F: 18 g | KH: 20 g | BS: 3 g | Chol: 73 mg | Alphalinolensäure: 0,6 g

Wirkprinzip: Cholesterinstoffwechsel und Cholesterinausscheidung

Melonen-Ananas-Salat

1 Ein Backblech mit einem Bogen Backpapier auslegen. 4 EL Wasser in einem Topf erhitzen, den Zucker zugeben und unter ständigem Rühren goldgelb karamellisieren.

2 Die Sesamsamen unterrühren und kurz mitkaramellisieren, bis die Masse goldbraun ist. Auf das Backblech streichen und vollständig auskühlen lassen.

3 Die Honigmelone vierteln, die Kerne entfernen, das Fruchtfleisch aus der Schale schneiden und in ca. 1,5–2 cm große Stücke würfeln. Die Ananas von ihrem grünen Strunk befreien, vierteln, den inneren Strunk entfernen und das Fruchtfleisch ebenfalls würfeln. Ananas- und Melonenstücke in einer Schüssel miteinander vermischen.

4 Traubensaft, Honig und Zitronensaft gründlich verrühren und über die Fruchtmischung geben. Den Fruchtsalat zugedeckt etwas durchziehen lassen.

5 Vier größere Stücke von dem Sesamkrokant abbrechen, den restlichen Krokant mit einem schweren, scharfen Messer fein hacken. Den Fruchtsalat in vier Dessertschälchen verteilen, den Fruchtkrokant darüberstreuen und je ein Krokantplätzchen darauflegen.

Nährwertangaben pro Portion kcal: 330 | E: 5 g | F: 10 g | KH: 51 g | BS: 4 g | Chol: keines | Alphalinolensäure: 0,2 g

Wirkprinzip: Cholesterinstoffwechsel und Cholesterinrückresorption

Für 4 Portionen
80 g Zucker
80 g weißer Sesam
1 Honigmelone (ca. 400 g)
1 Ananas (ca. 400 g)
100 ml weißer Traubensaft
1 EL Honig
Saft von 1 Zitrone

EIER UND SAHNE

Einige der Desserts werden mit Eiern, manche auch mit Schlagsahne zubereitet. Das bedeutet zwar, dass etwas mehr Nahrungscholesterin auf Ihrem Teller landet, zeigt Ihnen aber auch, dass diese Zutaten in kleinen Mengen durchaus erlaubt sind. Wenn solche gehaltvollen Desserts nur hin und wieder auf Ihrem Speiseplan stehen, können Sie sich also gelegentlich auch einmal etwas Cholesterinhaltigeres gönnen – vor allem dann, wenn Sie es mit einem leichten Hauptessen kombinieren.

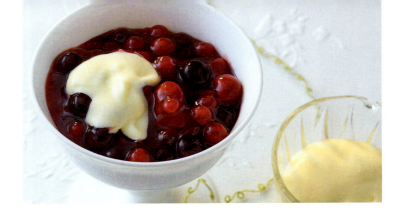

Rote Grütze mit Vanillecreme

Für 4 Portionen
150 g Heidelbeeren
150 g Himbeeren
150 g Johannisbeeren
(alle Früchte frisch oder TK-Ware, ohne Zuckerzusatz)
150 g Sauerkirschen
175 ml Sauerkirschsaft
(ohne Zuckerzusatz; ersatzweise Sauerkirschen im Glas, ohne Zucker)
75 g Zucker
1 Päckchen Vanillepuddingpulver

Für die Vanillecreme
1 Vanilleschote
200 ml Milch (1,5 % Fett)
4 EL Zucker
⅓ Päckchen Vanillepuddingpulver

1 Für die Vanillecreme die Vanilleschote längs halbieren. Mark mit einem Messer herauskratzen und in die Milch geben. Zucker zufügen.
2 Von der Milch 4 EL abnehmen und das Vanillepuddingpulver damit anrühren. Restliche Milch aufkochen, das angerührte Pulver unterrühren, erneut einmal aufkochen und vom Herd nehmen.
3 Für die Grütze alle frischen Beeren waschen und verlesen. Sauerkirschen entsteinen und mit den Beeren in einen Topf geben. Vom Sauerkirschsaft 8 EL abnehmen, den Rest zu den Früchten geben. Zucker zufügen, alles umrühren und zum Kochen bringen.
4 Die 8 EL Sauerkirschsaft mit dem Vanillepuddingpulver anrühren. Sobald die Früchte kochen, dazugeben und so lange weiterkochen lassen, bis die Früchtemischung klar ist. Die rote Grütze etwas abkühlen lassen. Mit der Vanillecreme in Dessertschalen füllen und servieren.

Nährwertangaben pro Portion kcal: 279 | E: 2 g | F: 2 g | KH: 62 g | BS: 8 g | Chol: 2,5 mg | Alphalinolensäure: 0,2 g

 Wirkprinzip: Cholesterinrückresorption und Cholesterinausscheidung

BEERENFRÜCHTE, NICHT NUR EIN GENUSS
Alle Beeren sind nicht nur wahre Vitaminbomben, sondern zudem reich an Mineralstoffen wie Kalium, Kalzium und Magnesium. Außerdem verhelfen Ballaststoffe und Sekundäre Pflanzenstoffe wie die blauen Farbstoffe Anthocyan und Polyphenole zu besseren Blutfettwerten. Und: Beeren haben kaum Kalorien!

Orangenquark mit Körnerhaube

1 Sonnenblumenkerne, Sesam und Leinsamen in einer Pfanne ohne Fett kurz anrösten, auf einen Teller geben und abkühlen lassen.
2 Die Orangen schälen und filetieren. Dabei den austretenden Saft in einer Schüssel auffangen.
3 Quark in diese Schüssel geben und mit dem frisch gepressten sowie dem aufgefangenen Orangensaft glatt rühren. Mit Honig süßen und die Orangenfilets unterheben. Den Orangenquark in vier Dessertschälchen füllen und mit den gerösteten Samen und Kernen garnieren.

Nährwertangaben pro Portion kcal: 196 | E: 21 g | F: 5 g | KH: 15 g | BS: 3 g | Chol: 1,3 mg | Alphalinolensäure: 0,6 g

  Wirkprinzip: Cholesterinstoffwechsel und Cholesterinrückresorption

Für 4 Portionen
4 TL Sonnenblumenkerne
4 TL Sesam
4 TL geschroteter Leinsamen
2 Orangen
500 g Magerquark
100 ml Orangensaft (frisch gepresst)
3 TL Honig

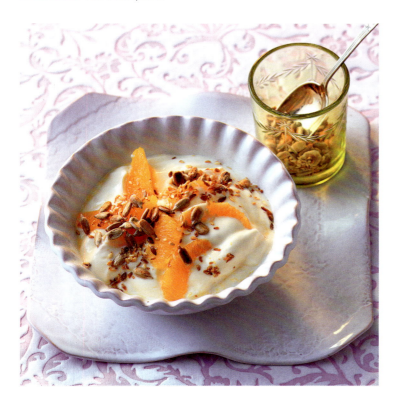

Honigmousse mit Himbeergelee

Für 4 Portionen
2 Blatt weiße Gelatine
600 g Ziegenmilchjoghurt (fettreduziert; alternativ Schafsmilchjoghurt)
4 EL Honig, 1 Vanilleschote
2 Eiweiß
4 Minzezweiglein

Für das Himbeergelee
5 Blatt Gelatine, rot oder weiß
500 g Himbeeren (frisch oder TK-Ware)
100 g Zucker
2 cl Orangenlikör

1 Für das Himbeergelee die Gelatine in kaltem Wasser einweichen. Die Himbeeren säubern und verlesen beziehungsweise auftauen lassen. 100 g schöne Beeren für die Garnitur beiseitestellen.

2 Die restlichen Himbeeren mit Zucker und Orangenlikör in einem Topf erwärmen, bis sich der Zucker vollständig aufgelöst hat. Die Mischung durch ein feines Sieb streichen, damit die Kernchen von den Himbeeren entfernt werden. Nochmals alles zurück in den Topf geben und ein wenig erwärmen.

3 Die Gelatine ausdrücken und unter Rühren im warmen Himbeerpüree auflösen. Das Püree in vier Dessertgläser füllen und im Kühlschrank fest werden lassen.

4 Für die Honigmousse die Gelatine in Wasser einweichen. In der Zwischenzeit den Joghurt in einer Schüssel mit dem Honig verrühren. Die Vanilleschote halbieren, das Mark mit einem spitzen Messer herauskratzen und ebenfalls unter den Joghurt rühren.

5 Die Gelatine in einem kleinen Topf unter ständigem Rühren vorsichtig erwärmen, bis sie sich ganz aufgelöst hat. 2–3 EL Joghurtcreme einrühren. Diese Mischung anschließend in die restliche Joghurtcreme rühren.

6 Eiweiß zu sehr steifem Schnee schlagen und vorsichtig unter die Joghurtcreme ziehen. Die Gläser mit dem Himbeergelee aus dem Kühlschrank nehmen und die Joghurt-Honig-Mousse vorsichtig daraufgeben.

7 Die Mousse anschließend für weitere 2 Stunden in den Kühlschrank stellen. Vor dem Servieren mit den restlichen Himbeeren sowie den Minzezweiglein garnieren.

Nährwertangaben pro Portion kcal: 315 | E: 13 g | F: 6 g | KH: 46 g | BS: 9 g | Chol: 21 mg | Alphalinolensäure: 0,2 g

 Wirkprinzip: Cholesterinstoffwechsel und Cholesterinrückresorption

---

TIPP

Zu dieser Joghurt-Honig-Mousse passt ebenso wunderbar ein Erdbeergelee oder ein Gelee aus Mango und Passionsfrucht. Tauschen Sie lediglich die Fruchtzutat entsprechend der Rezeptangaben aus. Da Orangenlikör nicht zu allen Früchten gleich gut passt, ersetzen Sie ihn entweder durch entsprechenden Fruchtsaft oder auch durch Calvados. Eine andere leckere Variante: Rosmarin und Honig harmonieren geschmacklich wunderbar miteinander. Sie können also 1 TL geriebene Rosmarinnadeln zu der Honig-Ziegenjoghurt-Mousse geben – eine interessante Geschmacksvariation. Außerdem würden Sie so das Rezept um das Wirkprinzip 3 ergänzen. Alle erwähnten Fruchtgelees passen sehr gut dazu, so auch Stachelbeergelee.

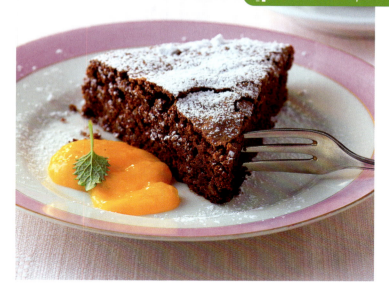

Schokoladenkuchen mit Fruchtpüree

1 Backofen auf 175 °C vorheizen. Währenddessen die Schokolade über dem heißen Wasserbad schmelzen, Margarine zugeben und ebenfalls schmelzen. Beides gut miteinander verrühren.
2 Die Eier trennen. Eigelb, Milch, Buttervanillearoma und Rum in die weiche Schokoladenmasse rühren und alles gut aufschlagen. Das Eiweiß mit einer Prise Salz zu steifem Schnee schlagen, den Zucker langsam einrieseln lassen und ebenfalls unterschlagen.
3 Mehl mit Backpulver mischen. Die Mischung und den Eischnee nacheinander vorsichtig unter die Schokoladenmasse heben. Walnüsse hacken und ebenfalls unterheben. Eine Springform fetten, die Masse einfüllen und 35 Minuten backen. Den Kuchen in der Form abkühlen lassen, auslösen und mit Puderzucker oder Kakao bestäuben.
4 Für das Fruchtpüree die Früchte waschen; je nach Fruchtart schälen, entkernen. Das Fruchtfleisch mit dem Mixstab pürieren und nach Geschmack mit Zucker und Vanillezucker süßen.

Nährwertangaben pro Portion kcal: 284 | E: 5 g | F: 16 g | KH: 28 g | BS: 4 g | Chol: 40 mg | Alphalinolensäure: 0,6 g

  Wirkprinzip: Cholesterinstoffwechsel und Cholesterinrückresorption

Für 1 Springform/12 Stück
175 g Zartbitterschokolade (70 % oder 86 % Kakao)
75 g Margarine
2 Eier
50 ml Milch (1,5 % Fett)
½ Fläschchen Buttervanillearoma
2 cl Rum
Meersalz
100 g Zucker
100 g Mehl
1 TL Backpulver
100 g Walnüsse
3 EL Puderzucker oder Kakao

Für das Fruchtpüree
1,8 kg Früchte (z. B. Birnen, Stachelbeeren oder Mango)
3–6 EL Zucker
3 TL Vanillezucker

Für 4 Portionen	**Mango-Papaya-Lassi**
1 reife Mango	
1 reife Papaya	
1 Vanilleschote	
2 EL Limettensaft	
2 TL Honig	
500 ml Buttermilch	
100 ml Joghurt (1,5 % Fett)	
4 Minzezweiglein	

Für 4 Portionen

- 1 reife Mango
- 1 reife Papaya
- 1 Vanilleschote
- 2 EL Limettensaft
- 2 TL Honig
- 500 ml Buttermilch
- 100 ml Joghurt (1,5 % Fett)
- 4 Minzezweiglein

Mango-Papaya-Lassi

1 Mango und Papaya schälen. Die Mango längs vom Stein lösen und in Würfel schneiden. Die Papaya längs halbieren, die Kerne mit einem Löffel entfernen und das Fruchtfleisch ebenfalls würfeln. Die Vanilleschote längs halbieren und das Mark mit einem Messer herauskratzen.

2 Die Früchte pürieren. Limettensaft, Honig, Vanillemark, Buttermilch und Joghurt dazugeben und alles miteinander schaumig mixen.

3 Lassi auf vier große Gläser verteilen und mit Minzezweiglein garniert sofort servieren.

Nährwertangaben pro Portion kcal: 129 | E: 6 g | F: 2 g | KH: 21 g | BS: 3 g | Chol: 5 mg | Alphalinolensäure: 0,2 g

 Wirkprinzip: Cholesterinrückresorption und Cholesterinausscheidung

Für 4 Portionen

- 500 g Magerquark
- 150 g Joghurt (1,5 % Fett)
- 50–100 ml Mineralwasser mit Kohlensäure
- 2–3 EL Zucker
- 1 Vanilleschote
- 300 g Beerenmischung (frisch oder TK-Ware)

Beeriger Quark

1 Den Quark mit dem Joghurt und Mineralwasser glatt rühren. Mit Zucker süßen.

2 Die Vanilleschote längs halbieren, das Mark herauskratzen und in den Quark geben. Beeren zugeben und alles gut verrühren.

Nährwertangaben pro Portion kcal: 199 | E: 19 g | F: 1 g | KH: 26 g | BS: 4 g | Chol: 3 mg | Alphalinolensäure: 0,1 g

 Wirkprinzip: Cholesterinrückresorption und Cholesterinausscheidung

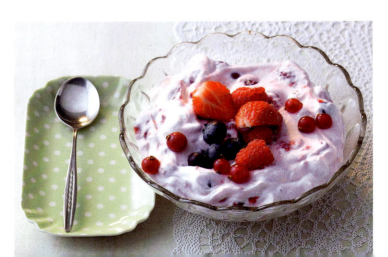

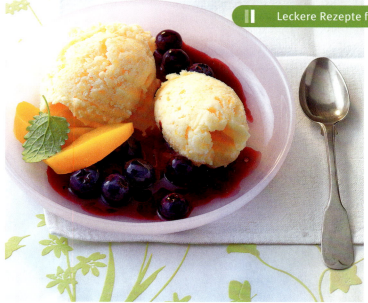

Joghurtsorbet mit Heidelbeersauce

1 In einem Topf 225 ml Wasser erhitzen. Den Zucker darin auflösen und rund 2–3 Minuten köcheln. Abkühlen lassen.
2 Die Pfirsiche schälen, halbieren und entsteinen. Eine Frucht in Spalten schneiden und beiseitestellen. Den zweiten Pfirsich würfeln und pürieren. Püree mit Joghurt und Quark verrühren und unter die erkaltete Zuckerlösung heben.
3 Die Masse in eine Eismaschine füllen und rühren, bis sie fast fest ist. Für den Fall, dass Sie keine Eismaschine besitzen: Die Masse in eine Schale füllen und in den Gefrierschrank stellen, alle 30 Minuten mit einem Schneebesen durchrühren. In beiden Fällen das Sorbet anschließend im Gefrierschrank erstarren lassen.
4 Die Heidelbeeren mit Honig und Zitronensaft in einem Topf leicht köcheln, bis sie etwas weich sind. Abkühlen lassen.
5 Das Sorbet mit der Heidelbeersauce in Dessertschälchen anrichten und mit Pfirsichspalten garnieren.

Für 4 Portionen
175 g Zucker
2 Pfirsiche (ca. 230 g)
200 g Joghurt (1,5 % Fett)
75 g Magerquark
200 g Heidelbeeren
2 EL Honig
2 EL Zitronensaft

Nährwertangaben pro Portion kcal: 297 | E: 4 g | F: 1 g | KH: 64 g | BS: 4 g | Chol: 3 mg

 Wirkprinzip: Cholesterinrückresorption und Cholesterinausscheidung

Glossar

Adipositas

Starkes Übergewicht, auch »Fettleibigkeit« genannt (lat. »adeps« = Fett). Je nach Ausprägung wird Adipositas in drei Schweregrade unterteilt.

Adventitia

Äußere Schicht großer und kleinerer → Arterien. Die Adventitia dient der Verankerung der Blutgefäße in ihrer Umgebung.

Alphalinolensäure

Oftmals auch einfach »Linolensäure« genannt. Es handelt sich um eine dreifach ungesättigte Fettsäure, die zu den → Omega-3-Fettsäuren zählt. Alphalinolensäure hat eine senkende Wirkung auf das → LDL sowie die → Triglyzeride. Gleichzeitig erhöht sie das gesunde → HDL.

Angina pectoris

Minderdurchblutung der → Herzkranzgefäße, die mit krampfartigen Schmerzen in der Brust einhergeht (»Brustenge«). Kann Zeichen einer koronaren Herzkrankheit sein.

Aorta

Hauptschlagader oder auch große Körperschlagader genannt. Geht direkt vom linken Herzen weg.

Arterien

Zusammen mit den → Venen bilden die Arterien das Gefäßsystem des Körpers. Sie transportieren vom Herzen aus sauerstoff- und nährstoffreiches Blut in alle Gewebe und Organe.

Arteriolen

Kleinste Blutgefäße, die in die → Kapillaren übergehen.

Arteriosklerose

»Arterienverkalkung«. Durch Cholesterinablagerungen und dadurch bedingte Vernarbungen sowie Risse in der → Intima kommt es zu Veränderungen in der Gefäßwand und zu Kalkablagerungen. Je weiter die Arteriosklerose fortschreitet, desto weniger kann das Blut ungehindert durch die → Arterien fließen. Eine Durchblutungsstörung und damit eine Mangelversorgung des dahinterliegenden Gewebes ist die Folge.

BMI

Gängige Abkürzung für »Body-Mass-Index«; auch als »Körpermasseindex« bezeichnet. Mit der Formel »Körpergewicht in Kilo, geteilt durch die zum Quadrat erhobene Körpergröße in Metern« wird der BMI errechnet. So lässt sich die Körpermasse eines Menschen berechnen.

Cholesterin

Lebenswichtiges Fett, das der Körper zu zwei Dritteln selbst bildet und zu einem Drittel über die Nahrung aufnimmt (→ Gesamtcholesterin).

Cholesterinsynthese

Wichtiger Teil des Cholesterinstoffwechsels. Findet in allen Körperzellen, vor allem aber in Leber und Darm statt.

Chylomykronen

Fettpartikel, die dem Transport von → Cholesterin und → Triglyzeriden im Fettstoffwechsel dienen.

Diabetes mellitus

Stoffwechselkrankheit mit chronischer Erhöhung des Blutzuckerspiegels . Unbehandelt führt diese zu Schäden an den Blutgefäßen vor allem des Herzens, der Nieren, der Nerven und der Augen. Besonders häufig kommt Diabetes mellitus Typ 2 vor. Bei diesem reagieren die Zellen des Körpers nicht mehr ausreichend auf das Hormon Insulin.

Docosahexaensäure

Mehrfach → ungesättigte Fettsäure aus der Gruppe der → Omega-3-Fettsäuren; Bestandteil des Öls von Meeresfischen.

Eicosapentaensäure

Mehrfach → ungesättigte Fettsäure aus der Gruppe der Omega-3-Fettsäuren; Bestandteil des Fischöls.

Endothelschicht

Hauchdünne, glatte Zellschicht, welche die Gefäßinnenwände auskleidet.

Fettsäuren, gesättigte

Stellt der Körper bei Bedarf selbst her. Gesättigte Fettsäuren kommen vor allem in tierischen Lebensmitteln und Fertigprodukten vor. Da sie bei einem Übermaß den → Cholesterinspiegel im Blut erhöhen, fördern sie die Ablagerungen von → LDL an den Wänden der Blutgefäße und wirken so bei der Entstehung von → Arteriosklerose mit.

Fettsäuren, ungesättigte

Wirken sich im Unterschied zu den → gesättigten Fettsäuren positiv auf die Blutfettwerte aus. Unterschieden wird in einfach und mehrfach ungesättigte Fettsäuren. Erstere kann der Körper aus anderen Fetten selbst herstellen, die mehrfach ungesättigten hingegen nicht. Sie sind jedoch lebensnotwendig (»essenziell«) und müssen mit der Nahrung aufgenommen werden. Zu den mehrfach ungesättigten Fettsäuren zählen → Omega-3- und → Omega-6-Fettsäuren.

Fettstoffwechselstörung, primäre

Vererbte Fettstoffwechselstörung.

Fettstoffwechselstörung, sekundäre

Erworbene Störung des Fettstoffwechsels. Typische Ursachen sind zu fettreiche Ernährung, übermäßiger Alkoholkonsum und Übergewicht. Aber auch bei → Diabetes mellitus und beim → Metabolischen Syndrom treten vermehrt sekundäre Fettstoffwechselstörungen auf.

Flavonoide

→ Zählen zu den Sekundären Pflanzenstoffen. Sie helfen, → Cholesterin im Darm zu binden, und haben zudem eine antioxidative und damit zellschützende Wirkung.

Gesamtcholesterin

Hiermit ist die Summe des in allen Transportpartikeln, den → Lipoproteinen, enthaltenen Blutcholesterins gemeint. Man unterscheidet in → HDL, → LDL und → VLDL.

HDL-Cholesterin

High-density Lipoprotein = Lipoprotein mit hoher Dichte; Unterart des → Gesamtcholesterins. Auch als »gutes« Cholesterin bezeichnet, da es vor → Arteriosklerose schützt.

Herzinfarkt

Wird verursacht durch den Verschluss eines → Herzkranzgefäßes. Kann der dadurch bedingte Sauerstoff- und Nährstoffmangel nicht innerhalb weniger Stunden behoben werden, stirbt ein Teil des Herzmuskels ab (sogenannter Myokardinfarkt). Hauptursache für einen Infarkt ist die koronare Herzerkrankung (→ KHK).

Herzkranzgefäße

Die Herzkranzgefäße oder Koronararterien liegen kranzförmig um das Herz und versorgen es mit Sauerstoff- und Nährstoffen. Die → Arteriosklerose der Herzkranzgefäße heißt Koronarsklerose.

Hypercholesterinämie

Der begriff bedeutet wörtlich übersetzt »zu viel → Cholesterin im Blut«.

Hypertonie

Bluthochdruck. In der Regel handelt es sich um eine sogenannte arterielle Hypertonie. Hierbei ist der Druck des Blutes im Körperkreislauf erhöht. Besteht die Hypertonie viele Jahre, schädigt das die Gefäßwände

Hypothyreose

Unterfunktion der Schilddrüse.

Intima

Sehr dünne, glatte Innenwand der → Arterien.

Kapillaren

Die kleinsten, haarfeinen Blutgefäße, die für den Stoffaustausch im Gewebe sorgen.

LDL-Cholesterin

Low-density Lipoprotein = Lipoprotein mit niedriger Dichte. Gehört zum → Gesamtcholesterin und wird auch als »schlechtes« Cholesterin bezeichnet, da es sich bei einer dauerhaften Erhöhung an den Gefäßwänden ablagert.

Lipide

Fette, zu denen unter anderem → Cholesterin zählt.

Lipidsenker

Medikamente zur Senkung der Blutfettwerte.

Lipoproteine

Eiweiß-Fett-Partikel, die dem Transport des → Cholesterins sowie der → Triglyzeride dienen. Zu ihnen zählen → HDL, → LDL und → VLDL.

KHK

Abkürzung für eine koronare Herzkrankheit – die Erkrankung der Herzkrankgefäße.

Makroangiopathie

Schädigung der großen, mittleren und kleineren → Arterien.

Makrophagen

Fresszellen, die zur körpereigenen Abwehr gehören.

Media

Die mittlere Schicht großer und kleinerer → Arterien. Besteht aus kräftigem Muskelgewebe und elastischen Bindegewebsfasern, die für die Elastizität der Gefäßwände sorgen.

Metabolisches Syndrom

Gleichzeitiges Auftreten von Bluthochdruck, erhöhten Blutfettwerten, Übergewicht und Störung im Zuckerstoffwechsel (oder mindestens drei davon). Das Metabolische Syndrom wird auch als »tödliches Quartett« bezeichnet. Gilt als wesentliches Risiko für die Entstehung eines → Diabetes mellitus

Mikroangiopathie

Schädigung der kleinsten (kapillaren) Blutgefäße.

Omega-3-Fettsäuren

Essenzielle Fettsäuren, die sich günstig auf den → HDL-Wert auswirken. Vor allem enthalten in fettem Seefisch. In Pflanzen ist sie als Vorstufe (→ Alphalinolensäure) enthalten.

Omega-6-Fettsäuren

Essenzielle (mehrfach → ungesättigte) Fettsäuren. Reich daran sind beispielsweise Soja-, Distel- und Weizenkeimöl.

PAVK

Abkürzung für »periphere arterielle Verschlusskrankheit«; betrifft in der Regel die Beine, selten die Arme. Die Durchblutungsstörung wird durch eine arteriosklerotische Verengung der Beinarterien hervorgerufen (→ Arteriosklerose). Da die Betroffenen durch den Sauerstoffmangel und die damit verbundenen krampfartigen Schmerzen beim Gehen häufig stehen bleiben müssen, wird pAVK im Volksmund auch Schaufensterkrankheit genannt.

Permeabilität

Durchlässigkeit von Zellwänden für Flüssigkeit, Nährstoffe und andere Substanzen.

Phytosterine

Cholesterinähnliche Substanzen, die zu den → Sekundären Pflanzenstoffen zählen. Den Phytosterinen wird eine cholesterinsenkende Wirkung zugeschrieben.

Resorption

Stoffaufnahme im Körper, beispielsweise bei der Verdauung über die Darmwand.

Saponine

Zählen zu den Sekundären Pflanzenstoffen. Sie bilden stabile Schäume (lat. »sapo« = Seife) und helfen damit, im Darm → Cholesterin zu binden.

Schlaganfall

Auch als »Hirnschlag« bezeichnete Minderdurchblutung des Gehirns. Die Ursachen hierfür sind unterschiedlich. Häufig ist der lebensgefährliche Schlaganfall jedoch die direkte Folge einer arteriosklerotisch bedingten Gefäßveränderung (→ Arteriosklerose).

Sekundäre Pflanzenstoffe

Hierunter versteht man rund 60 000 bis 100 000 Stoffe, die ausschließlich in Pflanzen vorkommen. Es handelt sich dabei um etliche sehr unterschiedliche Substanzen mit den verschiedensten Aufgaben. So dienen sie beispielsweise als Bitter-, Duft- und Farbstoffe, oder sie wehren Krankheiten und Schädlinge ab. Einige von ihnen wie beispielsweise die → Flavonoide und → Phytosterine haben beim Menschen eine wissenschaftlich erwiesene gesundheitsfördernde Wirkung.

Statine

Pharmakologische Substanzen, die in Medikamenten zur Senkung der Blutfettwerte eingesetzt werden.

Transfettsäuren

Kommen vor allem in industriell gefertigter Nahrung vor, die mit gehärteten pflanzlichen Fetten hergestellt wurden, sowie besonders in Margarine und Fritieröl. Transfettsäuren erhöhen den → LDL-Cholesterinspiegel und wirken zugleich senkend auf das → HDL im Blut. Damit begünstigen sie die Entstehung einer → Arteriosklerose.

Thrombose

Verschluss eines Blutgefäßes durch ein Blutgerinnsel (Thrombus).

Thrombozyten

Hierbei handelt es sich um Blutplättchen, die kleinsten Zellen des Blutes. Thrombozyten sind ein wesentlicher Faktor bei der Blutgerinnung: Im Fall einer Verletzung haften sie an dem umliegenden Gewebe sowie aneinander an, um das verletzte Gewebe zu verschließen.

Triglyzeride

Sogenannte Neutralfette, die nicht nur in der Leber hergestellt, sondern auch mit der Nahrung aufgenommen werden. Sie stecken sowohl in »sichtbarem« Fett wie etwa beim Schinkenspeck als auch in allem, was → gesättigte Fettsäuren enthält, also beispielsweise in Butter, Sahne und Käse.

Venen

Blutgefäße, die das Blut zum Herzen hinführen und mit den → Arterien den Blutkreislauf bilden. Die Venen des Körperkreislaufs transportieren sauerstoffarmes Blut, die des Lungenkreislaufs dagegen sauerstoffreiches.

VLDL-Cholesterin

Very-low-density Lipoprotein = Lipoprotein mit sehr niedriger Dichte. Wie → HDL- und → LDL-Cholesterin eine Unterart des → Gesamtcholesterins. Wird zusammen mit den → Triglyzeriden in der Leber auf Transportpartikel verpackt und zirkuliert mit diesen im Blut. Ist bei erhöhten Triglyzeriden ebenfalls erhöht.

Waist-to-Hipp-Ratio

Abgekürzt »WHR«. Mit der WHR wird das Verhältnis von Taille und Hüfte berechnet (Formel: Taille in cm : Hüftumfang in cm). Das Ergebnis lässt beispielsweise Rückschlüsse über die Höhe des Risikos zu, einen Herzinfarkt zu erleiden oder an einem Diabetes mellitus Typ 2 zu erkranken. Dieses Risiko steigt bei Frauen ab einem Wert von 0,85, bei Männern ab 1.

Zerebralsklerose

Bezeichnung für schwere Durchblutungsstörungen des Gehirns (lat. »cerebrum« = Gehirn). Ursache hierfür sind meist arteriosklerotische Gefäßveränderungen (→ Arteriosklerose).

Bücher, die weiterhelfen

Bavastro, Paolo; Fried, Andreas; Kümmell, Hans-Christoph:
Herz-Kreislauf-Sprechstunde
Verlag Urachhaus, Stuttgart
Alles zu Risikofaktoren, Krankheitszeichen, Diagnostik und Behandlungsmöglichkeiten von Herz-Kreislauf-Erkrankungen.

Blech, Jörg:
Heilen mit Bewegung
Fischer Taschenbuch Verlag, Frankfurt/Main
Eine gut begründete Ermunterung, in Bewegung zu kommen.

Hofele, Karin
Richtig einkaufen – Cholesterin
Trias Verlag, Stuttgart
Bewertung von über 800 Lebensmitteln und Fertigprodukten..

Schmiedel, Dr. Volker
Cholesterin – 99 verblüffende Tatsachen
Trias Verlag, Stuttgart
Umfassende Informationen, wie Sie Cholesterin auf natürliche Weise senken und so Arteriosklerose und Herzinfarkt vorbeugen können.

BÜCHER AUS DEM GRÄFE UND UNZER VERLAG, MÜNCHEN:

Betz, Andrea
GU Kompass – Die richtige Ernährung bei Bluthochdruck, Übergewicht, Diabetes, Gicht-Cholesterin
Alle grundlegenden Informationen zum Metabolischen Syndrom. Tabelle mit rund 1500 Lebensmitteln nach dem Ampelprinzip bewertet.

Bohlmann, Friedrich
Gesund essen – Cholesterin im Griff
100 leichte Genussrezepte, um die Blutfette nicht zu belasten.

Bopp, Annette; Dr. Thomas Breitkreuz
Bluthochdruck senken
Für jeden Bluthochdrucktyp das maßgeschneiderte Programm.

Elmadfa, Prof. Dr. Ibrahim u. a.
Die große GU Nährwert-Kalorien-Tabelle
Alle wichtigen Inhaltsstoffe von Lebensmitteln in übersichtlicher Tabellenform.

Elmadfa, Prof. Dr. Ibrahim u. a.
GU Kompass Nährwerte
Die Nährwerttabellen berücksichtigen die aktuellen Referenzwerte der Deutschen Gesellschaft für Ernährung zur Nährstoffzufuhr.

Fritzsche, Doris
GU Kompass Diabetes
Ausführliche Tabellen mit allen wichtigen Werten – neuen Kohlenhydrateinheiten und alten Broteinheiten. Inklusive praktischer Kohlenhydrataustauschtabelle mit Angaben zu Kalorien und Ballaststoffen..

Hederer, Markus
Laufen statt Diät
Abnehmen durch gezieltes Lauftraining, kombiniert mit Kräftigungsübungen und gesunder Ernährung.

Pospisil, Edita
GU Kompass Cholesterin
Die umfangreichen Tabellen nennen Fett-, Cholesterin- und Ballaststoffgehalt der gängigsten Lebensmittel.

Pospisil, Edita; Ilies, Angelika; Muliar, Doris
Cholesterinspiegel senken
Über 170 Rezepte sowie viele praktische Küchentipps rund ums Kochen und Backen .

Vormann, Prof. D. Jürgen; Wiedemann, Christina
Der Lebensmittel-IQ
Gezielt die richtige Auswahl bei Nahrungsmitteln treffen und mit »genialen« Zutaten kochen.

Adressen, die weiterhelfen

DEUTSCHLAND

Bundeszentrale für gesundheitliche Aufklärung (BZgA)

Postfach 910152
51071 Köln
www.bzga.de

Deutsche Adipositas-Gesellschaft e. V.

Waldklausenweg 20
81377 München
www.adipositas-gesellschaft.de

Deutscher Diabetiker Bund e. V. (DDB)

Goethestr. 27
34119 Kassel
www.diabetikerbund.de

Deutsche Gesellschaft für Ernährung e. V. (DGE)

Godesberger Allee 18
D-53175 Bonn
www.dge.de

Deutsche Gesellschaft zur Bekämpfung von Fettstoffwechselstörungen und ihren Folgeerkrankungen DGFF (Lipid-Liga) e. V.

Waldklausenweg 20
81377 München
www.lipid-liga.de

Deutsche Herzstiftung e. V.

Vogtstr. 50
60322 Frankfurt am Main
www.herzstiftung.de

Deutsche Hochdruckliga e. V. (DHL)

Berliner Str. 46
69120 Heidelberg
www.hochdruckliga.de

M.O.B.I.L.I.S. e. V.

Wirthstr. 7
79110 Freiburg
www.mobilis-programm.de
Schulungsprogramm zur Adipositastherapie der Universitätsklinik Freiburg und der Deutschen Sporthochschule Köln.

ÖSTERREICH UND SCHWEIZ

Österreichische Gesellschaft für Ernährung (ÖGE)

Zimmermanngasse 3
A-1090 Wien
www.oege.at

Schweizerische Gesellschaft für Ernährung (SGE)

Schwarztorstr. 87
CH-3001 Bern
www.sge-ssn.ch

INTERNETLINKS

www.diabetesgate.de
Themenportal für Diabetiker

www.lebensmittellexikon.de
Infos zu Lebensmitteln, Ernährung und Diäten.

Sachregister

A

Adventitia 22
Algenextrakt 56
Alkohol 11, 17
Alltagsaktivitäten 37
Alphalinolensäure 30, 69
Angina pectoris 24
Aorta 21
Apfelessig 56
Arterien 20 ff.
Arteriosklerose 9 f., 12 f., 17,
22 f., 25, 28, 32, 34 f.
Artischocke 52
Ausdauertraining 36 f.
Avocado 57

B

Ballaststoffe 27 f., 31, 43,
48 f.
Betablocker 18
ß-Glukan 31, 48
Bewegung 34 ff., 41
Bewegungsmangel 13, 17, 27
Biosynthese 15
Biotransformation 16
Blütenpollen 57
Blutfettwerte 13, 18, 28, 37
- Übersicht 12
Blutgerinnsel 25
Bluthochdruck 13, 23, 34, 53
Blutplättchen 22, 47
BMI 24, 32 f., 41
Brustenge 24

C

Check-up-35 17
Chicoree 52
Chitosan 52

Cholesterinblocker 28
Cholesterinresorptions-
hemmer 19
Cholesterinstoffwechsel
14 ff.
Cholesterinsynthese 19, 53
Cholesterinsynthese-
hemmer 19
Chylomikronen 10 f., 15, 18,
68

D

Diabetes mellitus 13, 18,
23 f., 32
Diäten 41
Docosahexaensäure 31, 50

E

Eicosapentaensäure 31, 50
Eier 42
Endothelhäutchen 22
Endothelzellen 22
enterohepathischer
Kreislauf 16
Enzyme 57

F

Fertiggerichte 63, 66
Fettgehaltsstufe (Schlüssel)
64
Fettkonsum 28
Fettsäuren 28
–, gesättigte 27 ff., 41, 48, 63
–, ungesättigte 14, 29 f., 47 f.
Fettstoffwechsel 8 f., 17, 31,
35
Fettstoffwechselstörung
13, 17 f., 24, 27, 32, 51 f.

Fischöl 43, 50 f.
Flohsamenschalen 31, 49
Fresszellen 23

G

Gefäßverkalkung 9, 13
Gelee Royal 57
Gesamtcholesterin 10, 13,
34, 47, 55
gesättigte Fettsäuren 27 ff.,
41, 48, 63
Geschlechtshormone 9
Gewürze 53
Glukoseresorption 49
Grapefruit 54
Grüner Tee 59

H

HDL-Cholesterin 10, 12 f.,
18, 23 f., 29, 34 ff., 43, 45 f.,
55
Herzinfarkt 8, 25, 30, 34
Herzkranzgefäße 9, 24
Hypercholesterinämie 9, 18
f.
Hyperlipidämie 18
Hypertonie 23
Hypertriglyzeridämie 18
Hypothyreose 17

I

Insulinresistenz 49
Intima 22 f.
Isoflavone 45 f.

K

Kakao 31, 43, 46 f.
Kapillaren 21 f.
Kleie 49

Knoblauch 52, 54
Kohlenhydrate 31, 41
Kokosnussfett 29
Kombucha 57
Konjugierte Linolsäure 58
koronare Herzkrankheit
   23 f., 30, 48
Körperkreislauf 21
Körperschlagader 21
Kräuter 53

L

Lakritz 58
Lapachotee 59
L-Carnitin 58
LDL-Cholesterin 10, 12 f.,
   16, 18, 22 f., 28 f., 34 ff., 43,
   45 ff., 50 f., 53, 55, 59
LDL-Rezeptordefekt 18
Leber-Darm-Kreislauf 16
Lipide 11, 28
Lipidprofil 9, 37, 47
Lipidsenker 18 f., 56
Lipoproteine 10 f., 16
Lumen 21, 23

M

Macadamianüsse 48
Maitakepilz 59
Makroangiopathie 23
Makrophagen 23
Mandeln 43, 47, 50
Matetee 59
MCT-Fette 59
Media 22
Medikamente 17
Mengenangaben,
   Abkürzungen 69

Metabolisches Syndrom 18,
   24, 35, 41
Mikroangiopathie 23
Mispeln 55

N

Nährwertangaben,
   Abkürzungen 69
Neutralfett 11 f.
Nüsse 43, 47

O

Omega-3-Fettsäuren 30, 41,
   50 f., 66
Omega-6-Fettsäuren 30

P

Palmkernfett 29
Pektin 48, 54 f.
periphere arterielle Ver-
   schlusskrankheit (PAVK)
   24 f.
Pflanzenfasern 43, 48 ff.
Phytostanole 43 ff.
Phytosterine 43 ff., 50
Plaques 10, 12, 23
Policosanol 55
Polyphenole 31
Polysaccharide 31
Pu-Erh-Tee 56, 59
Puls 21, 44

R

Rauchen 13, 17, 23
Rotes Reismehl 55

S

Schaufensterkrankheit 24 f.
Schaumzellen 23

Schilddrüsenunterfunktion
   17
Schlagadersystem 20
Schlaganfall 25
Sekundäre Pflanzenstoffe 31
Sojaprodukte 43, 45 f.
Spirulina 56
Sport 34 f., 41
Stanole 31
Statine 19, 54 f.
Stress 13, 17, 23, 44

T

Thrombose 25
Thrombozyten 22
Tofu 46
Transfettsäuren 29, 66
Transporteiweiße 10
Triglyzeride 10 ff., 18, 23 f.,
   28, 35 f., 45, 47, 50, 59
Übergewicht 13, 23
ungesättigte Fettsäuren 14,
   29 f., 47 f.

V

Viszeralfett 34
Vitamin D 9
VLDL-Cholesterin 10 f., 16,
   18, 50

W

Waist-to-Hip-Ratio (WHR)
   33
Wirkprinzipien 27, 68

Z

Zerebralsklerose 24
Zuckerkrankheit siehe
   Diabetes mellitus

Rezeptregister

A
Arabische Kichererbsen-
creme 83
Artischockengemüse 81

B
Beeriger Quark 116
Blattsalate mit Avocado
und Birne 75
Bunter Salat mit Walnussöl-
vinaigrette 77

C
Chili con Carne 93
Coq au Vin 95

E/F
Edelfischduett mit
mediterranem Gemüse 98
Farfallesalat mit Spinat und
Kirschtomaten 81
Feldsalat mit Walnüssen 76
Fischbratlinge auf Gemüse
99

G/H
Gazpacho 74
Gebeizter Lachs 80
Gemüse-Grünkern-Pfanne
mit Minzejoghurt 102
Gemüsepizza 91
Gemüse-Tofu-Curry 104
Gemüsesalat mit Tofu 84
Grüner Spargelsalat mit
Kirschtomaten 86
Grünkernbratlinge 103
Heilbutt mit Pilznudeln 100
Honigmousse mit
Himbeergelee 114

I/J
Italienischer Salat 77
Joghurtsorbet mit Heidel-
beersauce 117

K/L
Knackiges Brötchen
mit Käse und Apfel 70
Knackiges Brötchen
mit Schinken 70
Kürbis-Curry-Suppe 72
Lammkarree mit
Ratatouillegemüse 94
Lasagne mit Champignons 90

M/N
Mango-Papaya-Lassi 116
Mediterranes Kartoffel-
Gemüse-Gratin 105
Melonen-Ananas-Salat 111
Natur-und Wildreissalat 87

O
Ofengemüse mediterran 106
Ofengemüse mit
Kräuterquarkdip 107
Orangenquark mit Körner-
haube 113

P
Pizza mit Ruccola und
Parmesan 91
Power-Früchte-Müsli 71

R
Rigatoni mit Thunfisch-
Kirschtomaten-Sugo 92
Rindercarpaccio mit
Walnüssen 87

Roastbeef mit Oliven-
Kräuter-Kruste 96
Rosmarinkartoffeln 96
Rote Grütze mit Vanille-
creme 112

S
Sardinen mit Knoblauch
und Zitrone 88
Schneller Spinatsalat 78
Schokoladenkuchen mit
Fruchtpüree 115
Schokoladenmousse mit
Erdbeerpüree 110
Schokoladenpfannkuchen
mit Mangomousse 109
Sojacreme mediterran 83
Spinatsuppe 73
Spinat-Ziegenkäse-Soufflé 85

T
Taboulé 78
Thunfischsteaks auf Cous-
cous-Gemüse-Salat 101
Tofukräutercreme 82
Tofu-Sesam-Bratlinge 105
Tomatensugo 89

V
Vitaldrink Wake-up 71
Vitello tonnato 88
Vollkornbrot mit Kräuter-
quark 71

W/Z
Warme Linsencreme mit
Buttermakrele 73
Zucchini-Kartoffel-Auflauf
108
Zuckerschotensalat 79

Impressum

© 2010 GRÄFE UND UNZER VERLAG GmbH, München

Alle Rechte vorbehalten. Nachdruck, auch auszugsweise, sowie Verbreitung durch Bild, Funk, Fernsehen und Internet, durch fotomechanische Wiedergabe, Tonträger und Datenverarbeitungssysteme jeder Art nur mit schriftlicher Genehmigung des Verlages.

Projektleitung: Corinna Feicht

Lektorat: Barbara von Wirth; Sylvie Hinderberger

Layout: independent Medien-Design, Horst Moser, München

Herstellung: Petra Roth

Satz: Christopher Hammond, Barbara von Wirth

Reproduktion: Repro Ludwig, Zell am See

Druck: Firmengruppe APPL, aprinta druck, Wemding

Bindung: Firmengruppe APPL, sellier druck, Freising

ISBN 978-3-8338-1181-4

3. Auflage 2011

Bildnachweis

Rezeptfotos: Jörn Rynio, Hamburg

Cover: Marcel Weber, München

Weitere Fotos: Getty: 2, 14, 20, 26;
Jump: U2, U4 re., 3 li., 35, 38/39, 40;
Masterfile: 43;
Mauritius: 8;
Plainpicture: 54;
Stockfood: U4 li., 6/7, 47

Illustrationen: GU-Archiv, S. 22 (Ingrid Schobel)/ Medical Picture, S. 16

Syndication: www.jalag-syndication.de

Umwelthinweis

Dieses Buch wurde auf chlorfrei gebleichtem Papier gedruckt. Um Rohstoffe zu sparen, haben wir auf Folienverpackung verzichtet.

Wichtiger Hinweis

Die Gedanken, Methoden und Anregungen in diesem Buch stellen die Meinung bzw. Erfahrung der Verfasser dar. Sie wurden von den Autoren nach bestem Wissen erstellt und mit größtmöglicher Sorgfalt geprüft. Sie bieten jedoch keinen Ersatz für persönlichen kompetenten medizinischen Rat. Jede Leserin, jeder Leser ist für das eigene Tun und Lassen auch weiterhin selbst verantwortlich. Weder Autoren noch Verlag können für eventuelle Nachteile oder Schäden, die aus den im Buch gegebenen praktischen Hinweisen resultieren, eine Haftung übernehmen.

Die **GU-Homepage** finden Sie im Internet unter
www.gu.de

Unsere Garantie

Mit dem Kauf dieses Buches haben Sie sich für ein Qualitätsprodukt entschieden. Wir haben alle Informationen in diesem Ratgeber sorgfältig und gewissenhaft geprüft. Sollte Ihnen dennoch ein Fehler auffallen, bitten wir Sie, uns das Buch mit dem entsprechenden Hinweis zurückzusenden. Gerne tauschen wir Ihnen den GU-Ratgeber gegen einen anderen zum gleichen oder zu einem ähnlichen Thema um.

Liebe Leserin und lieber Leser,

wir freuen uns, dass Sie sich für ein GU-Buch entschieden haben. Mit Ihrem Kauf setzen Sie auf die Qualität, Kompetenz und Aktualität unserer Ratgeber. Dafür sagen wir Danke! Wir wollen als führender Ratgeberverlag noch besser werden. Daher ist uns Ihre Meinung wichtig. Bitte senden Sie uns Ihre Anregungen, Ihre Kritik oder Ihr Lob zu unseren Büchern. Haben Sie Fragen oder benötigen Sie weiteren Rat zum Thema? Wir freuen uns auf Ihre Nachricht!

GRÄFE UND UNZER VERLAG
Leserservice
Postfach 86 03 13
81630 München

Wir sind für Sie da!
Montag–Donnerstag: 8.00–18.00 Uhr
Freitag: 8.00–16.00 Uhr
Tel.: 0180 - 5005054*
Fax: 0180 - 5012054*
E-Mail: leserservice@graefe-und-unzer.de

*(0,14 €/Min. aus dem dt. Festnetz, Mobilfunkpreise maximal 0,42 €/Min.)

Neugierig auf GU? Jetzt das GU Kundenmagazin und die GU Newsletter abonnieren.

Wollen Sie noch mehr Aktuelles von GU erfahren, dann abonnieren Sie unser kostenloses GU Magazin und/oder unseren kostenlosen GU-Online-Newsletter. Hier ganz einfach anmelden:
www.gu.de/anmeldung

Ein Unternehmen der
GANSKE VERLAGSGRUPPE